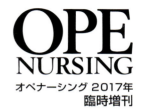

オペナーシング 2017年
臨時増刊

形成外科の手術看護
パーフェクトマニュアル

編集
関西医科大学 形成外科 教授
楠本 健司

メディカ出版

はじめに

　形成外科の手術対象は全身に及び、脳を含む内臓臓器以外のすべてを扱うといっても過言ではありません。扱う組織も皮膚にはじまり、皮下脂肪、筋肉、腱、軟骨、骨、血管、リンパ管、神経など実に多彩で、これらを移植し、治療する部位を再建し、ときに造形を目指します。外科手技も切開、剥離、止血、縫合といったきわめて外科の基本的な手技を行っているだけなのですが、その結果まさに失われたものが修復され、変形したものが正しく整復されます。

　手術は常にチームで進みます。手術医師、看護師、麻酔医師の連携がとれていてこそよい手術治療を進めることができると誰もが思っています。では、本書のタイトルである手術看護をパーフェクトに進めるにはどのように準備したり考えることが必要でしょう。看護の基本に立ち戻ると、看護師に求められるのは知識、技術、コミュニケーション能力です。本書では、形成外科手術の頻度が高く、重要な手術を取り上げています。まず、担当する手術が必要となる病態を考え、これを治療する手術と手術の流れを学んでください。これで知識が得られます。さらに手術と手術の進行を思い浮かべて、どのような器具と介助が適時に必要かをイメージしてください。これで技術が大いに発揮しやすくなります。そして、チームでの良いコミュニケーションや患者さんへの配慮を尽くしましょう。本書は、これらの手術看護の要点を示してくれます。

　本書によって、チームでの患者さんのための良い治療が進み、看護を担当する誰もが理解しながら進む手術看護にやりがいを感じてもらえることを、心より願っています。

2017 年 8 月 21 日

関西医科大学 形成外科 教授　楠本 健司

形成外科の手術看護パーフェクトマニュアル

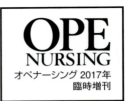

編集　関西医科大学 形成外科 教授　楠本健司

はじめに ―――――――――――――――― 3

第1章 基礎編　形成外科手術の看護のポイント

1. オペナースが知っておきたい
形成外科のおもな解剖 ―――――――――― 7

2. オペナースが知っておきたい
形成外科の手術治療の特徴 ―――――――― 11

3. 形成外科でよく使用する
基本手術器具・器械 ―――――――――― 21

4. 形成外科手術の手術看護のポイント ―― 33

5. 術前・術中・術後別
患者へのアプローチとチェックポイント ― 41

6. 患者の特徴別　注意するべきポイント ―― 51

第2章 実践編　術式別の術中看護マニュアル

1. 熱傷治療 ―――――――――――――― 59

② 顔面骨骨折 ——————————— 71

③ 口蓋形成術（口蓋裂）——————— 81

④ 耳介形成術（小耳症）——————— 91

⑤ 多指症手術（骨・腱を含む）————— 103

⑥ 切断指再接着術 ————————— 113

⑦ 足趾切断術 ——————————— 127

⑧ 皮膚皮下組織腫瘍切除術 ————— 135

⑨ 有茎皮弁形成（皮膚再建）術 ———— 145

⑩ 遊離皮弁移植術（マイクロ手術）—— 155

⑪ 外陰部再建 ——————————— 167

⑫ 乳房再建術（ティッシュ・エキスパンダー、
乳房インプラントによる一次二期再建）—— 175

⑬ 伏在静脈抜去切除術
（不全穿通枝および表在静脈瘤切除も含む）— 187

⑭ 眼瞼下垂症手術 ————————— 197

⑮ 腋臭症手術 ——————————— 205

⑯ レーザー治療 —————————— 213

索引 ———————————————— 220

執筆者一覧

第1章

❶❷	関西医科大学 形成外科 教授	楠本健司
❸	関西医科大学 形成外科 診療講師 日原正勝／教授	楠本健司
❹	関西医科大学附属病院 手術室 副看護師長	鈴木敦子
❺❻	関西医科大学附属病院 手術室 副看護師長	森﨑優紀

第2章

❶	関西医科大学 形成外科 診療講師 日原正勝／教授	楠本健司
❷	東北大学 大学院医学系研究科 形成外科学分野 准教授	今井啓道
❸	長浜赤十字病院 形成外科 部長	河合勝也
❹	札幌医科大学 形成外科 助教 須貝明日香／教授	四ツ柳高敏
❺	東京慈恵会医科大学 形成外科学講座 教授	松浦愼太郎
	主任教授	宮脇剛司
❻	大津赤十字病院 形成外科・皮膚科 部長	石河利広
❼	新須磨病院 形成外科・創傷治療センター 医長	辻　依子
❽	浜松医科大学 形成外科 診療助教 松下友樹／病院教授	深水秀一
❾	聖マリアンナ医科大学 形成外科 教授	梶川明義
❿	東京医科歯科大学大学院 形成・再建外科学分野 教授	岡崎　睦
⓫	徳島大学病院 形成外科・美容外科 教授	橋本一郎
⓬	福岡大学医学部 形成外科 助教 渕上淳太／教授	大慈弥裕之
⓭	横浜労災病院 形成外科 副部長	北山晋也
	横浜市立大学医学部 形成外科 主任教授	前川二郎
⓮	信州大学医学部 形成再建外科学教室 教授	杠　俊介
⓯	日本大学医学部 形成外科系 形成外科学分野 外来医長	樫村　勉
	主任教授	仲沢弘明
⓰	東海大学医学部 外科学系形成外科学 准教授	河野太郎

第 **1** 章

①オペナースが知っておきたい形成外科のおもな解剖

関西医科大学 形成外科
教授
楠本健司

第1章 オペナースが知っておきたい形成外科のおもな解剖

形成外科手術の看護のポイント

皮膚・皮下組織の断面図

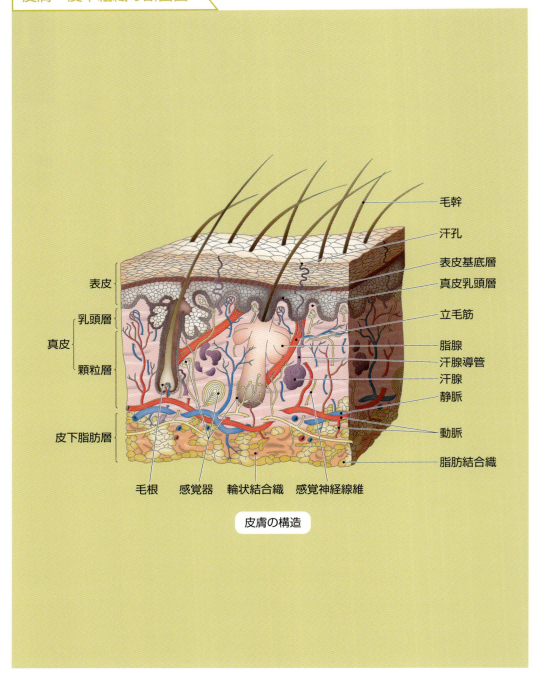

皮膚の構造

形成外科の治療では全身の解剖を知っていることが大切であるが、ここでは多くの手術で切開を含めて経験する皮膚・皮下組織と、局所として特徴的な顔面骨と手指についての図を代表として挙げておく。施術目的の部位の局所解剖は、そのつど調べておくと手術が理解しやすく、手術の準備や術中の対応がスムーズになる。本巻の各論での説明や解剖書を参照すること。

顔面骨

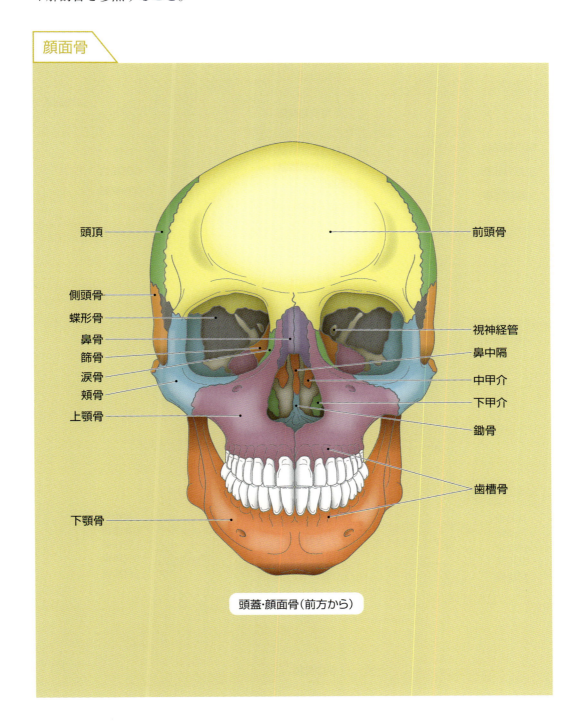

頭蓋・顔面骨（前方から）

手指

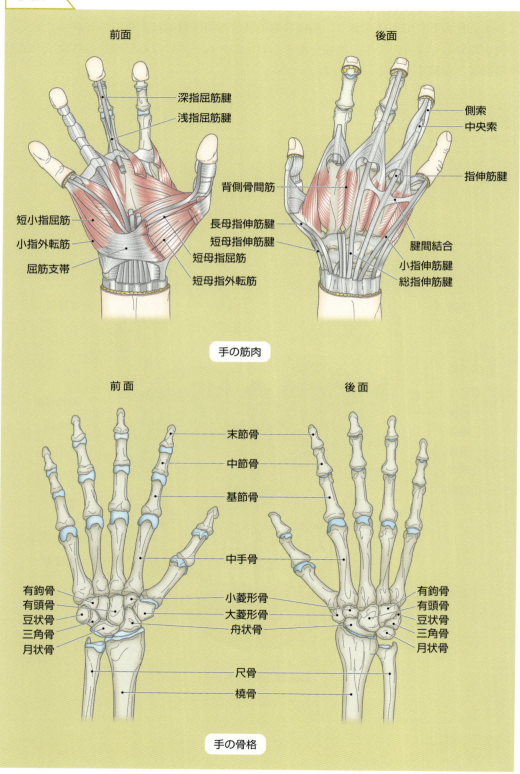

手の筋肉

手の骨格

第1章

② オペナースが知っておきたい形成外科の手術治療の特徴

関西医科大学 形成外科
教授
楠本健司

第1章-2 オペナースが知っておきたい形成外科の手術治療の特徴

形成外科手術の看護のポイント

はじめに

　形成外科の治療の対象は全身にわたる。治療では、体表のいろいろな部位や種々のアプローチによる手術、皮膚レーザー治療が主であり、多くの種類の手術が行われる。手術の対象は、皮膚や皮下の外傷や腫瘍、潰瘍、瘢痕拘縮、肥厚性瘢痕、ケロイドであることが多いが、他に筋肉、腱、骨、軟骨、血管、リンパ管、神経などがおもな対象である手術も行っている。また、複数の手術箇所で同時に手術を進めたり、皮膚やその他の組織の移植を行ったり、術中に治療方針を変更したり、他科の切除術の後を受けての再建手術をしたりすることもある。

　身体各部位の手術に、看護師としてつねに適切に対処対応できるようになるには、形成外科手術の特徴を知り、担当する手術の内容や使用する手術器具についての知識を持つだけでなく、形成外科手術の流れの具体的イメージをあらかじめ持っておくことが重要である。

Point 1　手術の対象は、全身

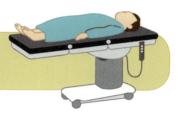

1. 手術室内の手術台、麻酔器などの設定と準備

　手術の全身麻酔、局所麻酔の違いに従い、麻酔医と麻酔機器の手術室内での位置設定を、手術内容、患者体位、止血機器の位置などを考えて設置する。不明な場合は、術者や麻酔医に相談する。さらに形成外科では、マイクロサージャリーでの手術顕微鏡やナビゲーション手術機器、レーザー機器、超音波診断器など、種々の大型機器を要する手術があり、手術進行上の適切な段階で手術台に近い適切な位置に設置し、術者たちに最もよい動線が得られるように配置する必要がある。また、機器に付随した物品もすぐに出せるように準備しておく。不明なときは術者に聞いておく。

2. 患者体位

　仰臥位での手術が多いが、頭部懸垂位やU字台使用、肩枕使用、手台使用、上肢体側位、上肢吊り上げなどの追加事項があることも多い。また手術によって、狭い手術台

の上でも頭側尾側設定や、左右のどちら寄りに位置づけるかなどの細かな条件があり、術者と麻酔医といっしょに最適位置を決める。他に腹臥位、側臥位（左・右）、半側臥位（左・右）、載石位、ジャックナイフ位など手術に適した体位を設定するが、細やかな位置づけは術者と相談して行うとよい。

　特に側臥位、半側臥位、載石位では、体位を保つために特殊な固定具が必要になる。後頭部、肩甲骨、肘、仙骨部、大転子部、膝、外果、踵などは、エアマットや緩衝材などを用いて免荷するよう配慮する。四肢の保持は、点滴した部位を保護しつつ、四肢の位置や体幹に対する免荷にも配慮して、無理のない肢位で抑制帯も用いて適切な固定を行う。これらの免荷は、特に腹臥位や側臥位で注意を要する。

　術前訪室時に患者の亀背や四肢の拘縮などの情報を知っておくことが重要で、これらに負担を与えず増悪させない体位設定をする。複数の手術部位で手術を行う場合や途中に体位変換をする場合なども、事前に変換後の固定具や緩衝材などの準備をしておく。

3. 挿管チューブ

　全身麻酔での気管内挿管、経鼻挿管チューブの固定では、看護師は挿管の介助を行うが、体位や手術部位、固定場所の皮膚状態への配慮が必要である。経口挿管、経鼻挿管の別や、使用する挿管チューブの種類やサイズを把握しておく。特に口や鼻周囲の手術を行う場合の位置づけや固定では、経口アプローチの手術での経鼻 Ray チューブ® 使用や、口唇裂など口唇周囲の形態に影響を与えないための下口唇正中固定、頬骨骨折や眼窩骨折での対側鼻孔からの経鼻挿管などの配慮をする。経口挿管では、口腔内に可撤式義歯やプレート類を装用していないか口腔内を確認し、装用のままであれば除去しておく。

　挿管チューブの固定が不安定では、全身管理上、呼吸の危険を伴うので、テーピングや、皮膚や固着部位への縫合固定、歯牙へのワイヤ固定など、確実に固定する工夫をする。気管切開カニューレに麻酔チューブをつなぐ場合は、カニューレの固定紐は強すぎたり緩すぎたりしないように、確実に結紮しておく。また、麻酔チューブはテープなどで固定するものの、患者体位や手術器具、術者の位置などによって体表皮膚への直接の圧迫にならないように配置しなければならない。

4. 麻酔器・麻酔医の位置

　本来、術者らは、手術野を広く取って、これに対して広い範囲で術者と手術助手が自由に動けることを望む。一方、麻酔医は、持続的に患者状態を把握でき、麻酔チューブのチェックや点滴路からの薬剤投与などの麻酔管理が行える位置を望む。これらのことからよりよい麻酔器の位置を設定するが、設定が難しい場合は、術者や麻酔医に相談するのがよい。

　また、体位変換や術野の移動をする場合には、麻酔器や麻酔医の場所も移動する。このとき、麻酔チューブや、尿道バルーンチューブ、点滴路、モニター類のコードなどの

位置関係や免荷材料、拘束帯などの状態に注意し、時間をかけてでもよりよい位置に設定し直すのがよい。

5. モニター類の装着

　形成外科手術での全身麻酔で使用されるモニター類としては、一般に心電図モニターと経皮的酸素飽和度モニター、血圧計測用ターニケット、体温モニター、尿道バルーンが装用され、さらにBIS（bispectral index：脳波による麻酔深度測定）や中心静脈圧モニターなどが加わることがある。

　局所麻酔での手術では、全身的に問題のない青壮年の患者が小さい範囲の手術を受ける場合はモニターをつけないことがあるが、多くの局所麻酔手術では、心電図モニターと経皮的酸素飽和度モニター、血圧計測用ターニケットを装着して術前術中術後の管理をする。術中にプローブが脱落しないように確実に装着しておくことが重要であるが、清潔術野にならない位置での設定や、熱傷や感染を避けるため血液や消毒液がプローブ部分に流れ込まないように、フィルム材かテープなどで被覆するなどの配慮が必要である。

6. 点滴

　全身麻酔では全例に、局所麻酔では一定以上の侵襲が予想される場合や全身状態に問題がある場合に、点滴による静脈確保を行う。四肢の中でも、術野の反対側や術中の体位で問題を生じない前腕などが対象になる。乳幼児では静脈路確保が難しいことも多い。また高齢者では、静脈内に入っても周囲への漏出により皮下出血を生じることがあり、術中術後に留置針を保持できるように確実に固定する。ともに刺入と留置に集中し、全身麻酔導入前や局所麻酔手術では、患者への愛護的な声かけや配慮が必要である。

　全身麻酔の覚醒時や小児の術後などでは、点滴留置針部位の安静を保ちにくいことから、留置針が確実に固定されるよう副木を免荷しながら、局所圧迫や褥瘡を生じないように、また強すぎないよう確実にテープで固定する。

7. 尿道バルーン留置

　短時間ではない全身麻酔では、尿道バルーンを留置して、尿量チェックを行う。男性中高年者の前立腺肥大症例や小児例では挿入が難しいことがある。難症例では、泌尿器科医師に尿道ブジー使用した挿入を依頼することがある。尿道バルーン挿入後は、生理食塩水を注入してバルーン部分が引き気味で膀胱内に留置されていることと、膀胱前面の皮膚を圧迫して尿がバルーンチューブ内に流れ出ることで挿入留置を確認する。大腿内側にテープでチューブに緊張がない状態で固定する。術後、病室まで留置を維持する場合や、全身状態に問題のない場合は術直後に抜去することがあるので、麻酔医、術者に留置と抜去のいずれかを聞くとよい。

8. 術野の消毒

　体表では、術野より一回り広く消毒を行う。消毒すべき部位や範囲が不明なときは術者に聞く。3回の消毒が原則である。皮膚面（ポビドンヨード、塩化ベンザルコニウム、塩化ベンゼトニウムなど）、口腔内（塩化ベンゼトニウム、ポビドンヨードなど）、外陰部（塩化ベンザルコニウム、塩化ベンゼトニウム、ポビドンヨードなど）、眼瞼・結膜嚢（ポビドンヨード、0.02％クロルヘキシジンなど）で、消毒を3回行う。

　汚染創や熱傷創のように広い範囲の創部では、消毒やリネンをかぶせる前に、不潔あるいは準不潔の場合に必要なデブリードマンを行い、大量の水か生理食塩水（可能であればともに微温湯）で洗浄して、物理的に清浄化してから消毒する。四肢の消毒では、いわゆる手持ち、足持ちが必要になる。1人が中枢部分で患肢を挙上し保持しながら、他者が遠位を3回消毒する。清潔布（ミクリッツガーゼなど）で消毒が済んだ部分の患肢を保持・挙上している間に、清潔リネンを敷き込む。

9. リネン

　清潔リネンを患者にかぶせることで、清潔術野の位置と範囲を決定することになる。術野は広めに確保するほうが手術でのバランスを考えやすく手術も進めやすいが、広すぎると不潔になりやすく、また、患者の体温低下も招く。

　麻酔器と麻酔医の間や、患者に直接リネンが触れないほうがよい領域には、適切な高さと位置に離被架を設定・固定する。局所麻酔下での離被架の設定では、患者がリネンの上からの機材や術者による圧迫を感じたり、顔前にリネンが当たって呼吸を阻害したりしないように、一方、術者が手術をしやすいように、適切な位置と高さになるよう配慮する。

10. 止血

　一般に、中程度から多めの出血が予想される場合は、電気メス（モノポーラ）での凝固を使う。対極板を体のいずれかに貼る必要があるが、術野から遠く、圧迫されず、平坦な部位がよい。大腿などが選択されることが多いが、貼付が不十分で皮膚の熱傷を生じないように、上からフィルムを貼る等、確実に固定を行っておく。全身麻酔の手術でも少量の出血と予想される場合や局所麻酔の手術では、双極電気凝固器（バイポーラ）を使用する。いずれの場合も止血強度を術者に確認して設定するが、術中の強さの設定変更にも対応する。

　術中の止血薬剤の使用としては、エピネフリン入りキシロカイン®のタンポンやフィブリン糊、コラーゲン材などを患部に、必要時、使うことがある。フィブリン糊では、調製や器材組み立てに時間がかかることを認識し、適時を術者に確認しておく。術者の指示により器械台で準備をすることになるが、それぞれの準備法があるので習熟しておく。

11. 手術器具

　形成外科の手術は、実に多様である。手術に適した手術セットが組まれている。これについては、本刊1章3節の「形成外科でよく使用する基本手術器具・器械」を参照して、担当の手術に必要な器具・器械を覚えて理解しておくとよい。

　手術の開始前から終了後まで、手術台の上は看護師の管理場所である。清潔を保つことは基本だが、つねに器具を整理して並べておき、必要な器具はすぐに術者に渡せるようにしたり、血液などが付着した器具は生理食塩水を含ませたガーゼで清拭したりして、つねによい状態で使えるようにしておく。また、担当する手術で準備したセット以外の器具が必要な場合は、あらかじめ術者や主治医に聞いて早い段階で準備し、スムーズに手術が進むように心がける。

12. 局所麻酔薬

　皮膚面の表面麻酔には、軟膏（エムラ®クリームなど）や局所麻酔テープがある。手術の30分くらい前に手術切開部位やレーザー適応部位に貼付することで、浅い切開ではかなり疼痛が軽減し、注射による局所浸潤麻酔の刺入痛も少なく行いやすい。ただし、深部痛は軽減しない。また、気管内挿管時の気道内の刺激軽減のためのキシロカイン®ポンプスプレーや、粘膜の表面麻酔にキシロカイン®ビスカス等を適時使用することがある。局所麻酔での眼瞼の手術や再建では、ベノキシール®点眼薬などを片眼に2滴程度点眼して閉瞼を保つことで、結膜や眼球面の表面麻酔を施す。

　注射用局所麻酔薬には、リドカイン（キシロカイン®）濃度の違い（0.5％と1.0％）とエピネフリン入りとなしによって、4種類の薬剤がある。指、ペニスにはエピネフリン入りは原則的に禁忌である。リドカイン量を少なく局所麻酔を効かせるには0.5％より1.0％を使用する。

13. 術野の照明

　術野が術者の影にならないように適切な方向と高さに無影灯をセットし、明るさも術者に聞いて調節する。術野が移動したり繊細な部位を扱ったりするなどフォーカスが重要な場合は、適時、無影灯の微調整が必要になることがある。口腔内など深奥部の手術では、ヘッドライトやファイバーを使用することがあり、手術室自体の照明を下げると対象箇所が見やすくなる。

14. 包帯・シーネ・ギプス

　手術後に患部をどのように覆うかは術者によって異なる。また、患部の腫脹を抑え、血腫を予防するため、伸縮包帯、弾力包帯を適用したり、局所安静を保つためにシーネ

（副木）やギプスが必要になったりすることがある。手術が終盤に近づいたら、術者に聞いて準備をしておくとよい。

Point 2　手術操作は、大胆かつ繊細に

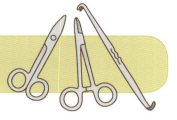

1. 移植術

　遊離植皮や遊離皮弁、骨移植、軟骨移植、血管・神経移植などを行う場合は、供与部（ドナー）と受容部（レシピエント）の2カ所の術野設定が必要となる。器械台もそれぞれに必要な手術器具を載せるために2つ（さらに摘出組織の処理用などの器械台を要する場合は、それ以上）設定する。採取した移植片は、生理食塩水を十分浸したガーゼで包んで、手術台の上で管理・保存しておく。

2. 汚染創

　汚染創、熱傷潰瘍、慢性潰瘍などでは、全身麻酔の導入後、局所麻酔手術で疼痛が強い場合には、患部の局所浸潤麻酔を行って、大量の生理食塩水（可能であれば微温湯）での洗浄や、メス、剪刀、鋭匙、水圧式ナイフ（バーサジェット®）等を用いた創部のデブリードマンを行う。出血が多く予想されるときには、電気凝固止血器も備えておく。この操作が完了してから、消毒を始める。

3. 清潔・不潔

　術野の違いや汚染創があるかどうかなど、つねに清潔と不潔を認識しておく必要がある。手術器具も不潔あるいは準不潔になると清潔野には使用せず、降ろす必要も出てくる。口腔内や外陰部等は、消毒をしても準不潔と見なす必要があり、手術機器を清潔野と共通して使用しないようにする。

4. 手術介助

　術者が単独の場合や介助の手が足りない場合には、清潔状態での手術介助を要請されることがある。鉤引き、糸切り等が多いが、組織を押さえるなど患部の操作のこともある。また不潔での介助をしなければならない場合は、骨接合の材料やその他の必要物品を清潔の器械台に出しておく、あるいは清潔看護師に渡しておくなどの準備が必要である。

5. 手術器具・機器

　各種の手術用にセットされた手術器具があるが、どのように使用するか、どの段階で必要かを知っておく必要がある。他に大型の機器を手術室内で使用することもある。それらは手術用顕微鏡、ナビゲーター機器、皮膚レーザー装置、超音波診断装置などである。それぞれ、清潔、電源、照明、配置などの準備と使用法に習熟しておく。

6. ドレーン

　持続陰圧吸引ドレーンや単なるチューブのドレーンなど多種類があるので、どのドレーンが必要かをドレーンサイズとともに術者に確認し準備する。ドレーン挿入面で縫合固定することが多く、必要材料も聞いて準備する。また、ドレーンの先端の挿入先の位置とドレーンチューブの患者の体への固定位置、初期出血量を確認し、記録しておく。

7. 手術記録

　手術中の手術の進行や、患者状態について種々の記録を残すことは、大切である。術者たちや清潔看護師はこれを行うことができないため、不潔看護師がこれを担う。手術の開始（タイムアウト）、出血量、ガーゼカウント、使用した手術材料（縫合糸、止血材、薬剤など）、使用した骨接合材（プレート、スクリュー、ワイヤなど）、その他の特殊な手術材料（乳房シリコンバッグ、組織拡張器〔ティッシュ・エキスパンダー〕など）、洗浄水の量、排液量、ドレーンの挿入位置、拘束帯や電極板の皮膚面の所見、術者からの記録を要する内容などを記録する。これらの記録を、手術室としての記録、病棟看護師への申し送りに区分けして正しく伝える。

　術者から不潔看護師に写真撮影の依頼が出る場合がある。典型的な手術場面を正しい方向から、適切な倍率で撮影する。適切に撮影できたか不安な場合は、再生して術者に確認をとり、不十分なら取り直す。

8. 摘出物の保存・術中迅速検査・廃棄

　手術では、腫瘍や病理組織標本を採取することがしばしばある。手術台の上では採取した組織を取り置くことがあるが、誤っても廃棄してはいけない。写真を撮って記録を残すことがある。特に術中診断病理組織を提出するときは、一つ一つを手術の領域のどこから採取したかを明らかにして扱い、番号を付けた標本瓶（あるいは袋）に分けて提出する。おおよそ30分程度で臨床病理部門からの回答が得られる。永久標本用には、一般にはヘマトキシリン・エオジン（HE）染色を行うため、10%ホルマリン液が十分量入った標本瓶に摘出標本を入れる。特殊染色を行う場合は、別の薬液を用いたり、特殊な保存が必要になったりするので、そのつど注意を要する。

9. 術後の指示と申し送り

　全身麻酔で病棟に帰室する患者の場合、その後、継続する酸素マスクの酸素濃度と継続時間、点滴部位、尿道バルーンの位置と排尿量、全身ならびに局所の安静、局所の冷罨法、疼痛への対応、持ち帰る物品などを病棟看護師に申し送る。不明点は麻酔医や担当主治医に聞く。一方、日帰り全身麻酔や外来手術の患者では、小児や高齢者では保護者や家族に、一般の青壮年の場合は手術を受けた患者本人に、入浴やシャワーの可否と条件、局所の安静度とその内容、薬と疼痛時の指示、次回の外来受診日時などを伝える。不明な内容や患者からのさらなる質問は、担当医に聞いて対応する。

Point 3　患者に不安あり

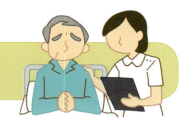

1. 術前訪室では

　術前訪問では、看護師側が患者の病状の情報を得るだけでなく、患者との話のなかで手術に対してどのような不安があるかを拾い上げておく。
　手術室での不安には、必要な説明を行うことで不安を軽減できる。術中体位の不安に対して対処法を考えたり、術後の状態の不安に対して病棟看護師とともに説明を加えたりする。手術自体の不安には、把握している範囲の手術方法の説明を伝え、さらに細かな説明が必要であれば主治医や担当医に患者の不安を伝えることが大切である。

2. 新生児から高齢者の不安に対して

　新生児から小児では、保護者や家族と離れて、1人でどのようなことが進むのかがわからない手術室に入ることの不安が大きい。特に全身麻酔では、保護者に手術室まで患児とともに入ってもらい、患児がマスクでの吸入麻酔で体動がなくなるまで保護者につき添ってもらい、保護者にも安心感を与えてから退室してもらったり、入室時にお気に入りの人形をいっしょに持ってきてもらったり、手術室のモニター画面には子供に合わせたアニメ動画などを流しておいたりする。吸入マスクに患児好みのバニラエッセンスを塗るなどの試みもなされている。
　年配の患者でも、年齢相応や個人の好みなどで音楽を流すなどの配慮をする。歩行に心配がある患者には、つねに手を添えて歩き、さらに安定性が悪い場合は車いすを利用する。
　青壮年の患者でも各人ごとの不安を持っていることも多いので、年齢に応じて治療の説明をしながら、安心感を与える言葉かけや日常的な話題を話すなど不安を軽減するよ

うに心がける。

Point 4 術後ケアはどう進む

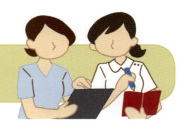

1. 術後の安静

　創部の安静は、術後数日間の疼痛を軽減するだけでなく、傷を安定して順調に治すことにつながり、創部の瘢痕がよりきれいに落ち着く。入院患者の場合は、特に病棟のベッドに戻るまでの安静度を病棟看護師に申し送る。外来患者では、次回の外来受診日時やそれまでの安静の程度、入浴・シャワー可の時期、日常生活の開始についての注意や説明を、本人か保護者に伝える。不明点は術者に確認する。

2. 抜糸の時期

　一般に抜糸の時期は術後7日目であるが、この時期を逃すと創部に糸を縫った跡形（スーチャー・マーク）を残してしまう。一方、頭皮の有毛部や足底、関節部位、縫合するときに緊張がとくに強かった部位などでは、抜糸の時期を10日から2週間くらいまで延ばすことが多い。抜糸するときも、まず1本飛ばしで抜糸して、創部が離開しないかを確認して全抜糸に進む。口腔内粘膜や結膜などでは、吸収糸を使うことも多いので、観察のみですむ場合もあるが、長期に縫合糸が残れば抜糸を行うこともある。

3. 抜糸後の創部の保存的ケア

　抜糸後の皮膚面は、多くはスポンジ圧迫とテーピング（テーピングだけの施設もあり）の保存的治療を行うことが多く、瘢痕として落ち着く約3カ月以上継続している。

4. 術後リハビリテーション

　術後創部が落ち着いてから、運動器である下顎、肩、四肢などではリハビリテーションが必要な場合がある。可動域が得られてこそ、対象疾患からの回復や治癒であることから、リハビリテーションを要する患者には、あらかじめ将来の努力がいることの説明と励ましをする。

第 1 章

③ 形成外科でよく使用する基本手術器具・器械

関西医科大学 形成外科
診療講師
日原正勝

教授
楠本健司

第1章 | 3

形成外科でよく使用する基本手術器具・器械

形成外科手術の看護のポイント

① 使用目的別グルーピング

症例に応じ、それぞれのセットに単品を追加し準備される。

1. 皮膚外科、美容外科領域

❶形成外科基本セット、❷植皮セット、❸皮弁基本セット、
❹眼瞼セット、❺脂肪採取セット

2. 頭蓋顎顔面外科領域

❶顔面骨基本セット、❷口蓋裂セット、❸下顎骨骨切りセット、
❹上顎骨骨切りセット、❺腸骨採取セット

3. 手外科領域

❶手外科手術開創セット

4. 再建外科、マイクロサージャリー領域

❶形成外科マイクロサージャリー基本セット
❷手術用移動型顕微鏡、微小血管吻合器
❸皮弁血流モニタリングのための装置（超音波ドップラー血流計、エコー、赤外観察
カメラシステム）

② 実際の器具・器械の解説

手術器具は、術者らが親しみも込めて、一般名ではなく個々の施設で通称名でよばれ
ている場合もある。本稿でも、セット内器具をわかりやすくするため、一部通称名を用
いている。

1-①. 形成外科基本セット

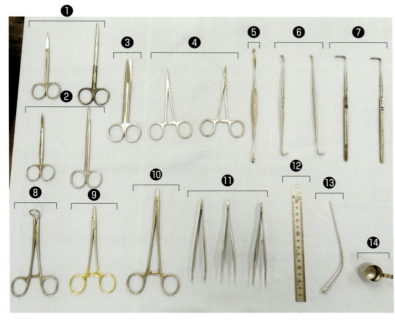

①眼科直剪刀、
　デリケート剪刀
②眼科曲剪刀、
　剥離剪刀
③クーパー剪刀
④モスキート鉗子
　（直、曲）
⑤粘膜剥離子
⑥二双鉤、神経鉤
⑦扁平鉤
⑧タオル鉗子
⑨ヘガール持針器
　（ダイヤモンド加工）
⑩ヘガール持針器
⑪フック鑷子
　（冨士森式）、
　アドソン鑷子
⑫メジャー
⑬吸引嘴管
⑭ピオクタニン壺

皮膚腫瘍切除術など皮膚外科手術で一般に用いられる。術野が狭いあるいは小さいことも多いので、鉗子類は比較的、小型のものが用いられ、剪刀類も先端の尖った小さいタイプのものが多い。（複数個収納されているものについても1個のみ提示している）

a）よく使われる鑷子類

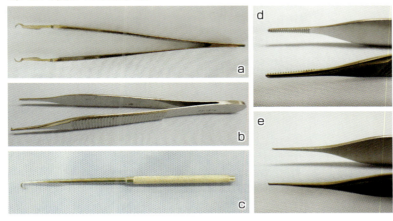

a：フック鑷子
　（冨士森式）
b：アドソン鑷子
　（有鉤）
c：スキンフック
　（シングルフック）
d：アドソン鑷子
　（無鉤）の先端
e：微小用鑷子
　（有鉤）の先端

皮膚の牽引には、スキンフック（c）も使用される。
フック鑷子（a）は、鑷子で皮膚を把持することによる圧挫損傷を避けるため、先端がフック状になっている。
また、先端の鉤が微小に作成された鑷子も、眼瞼の手術などで用いられる。

b）よく使われるメス

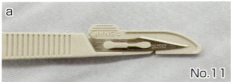
a No.11

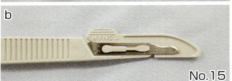
b No.15

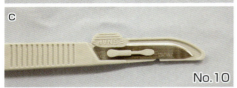
c No.10

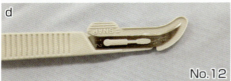
d No.12

形成外科でよく使用されるものにNo.11、No.15、No.10、No.12などがある。

顔面や手部など、比較的狭い術野、皮膚が薄く繊細な眼瞼などの手術ではNo.11、No.15が好んで用いられる。

腹部外科や整形外科などと同様に、比較的広い術野などでの長くやや深めの切開ではNo.10が用いられる。

深く、作業スペースの狭い口蓋の弯曲面の切開には、特にNo.12が用いられる。

1-②．植皮セット

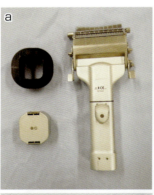
a

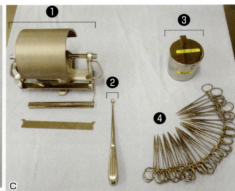
c

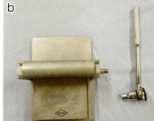
b

a：電動式ダーマトーム
b：メッシュ式ダーマトーム
c：①ドラム式ダーマトーム
　②鋭匙
　③万能壺（エーテル入れ）
　④モスキート鉗子20本（タイオーバー固定用）

aは大腿部、臀部、背部などから直接薄く皮膚を剥ぐのに用いる。
bは採皮された皮膚に網目状加工を行う際に用いる（写真のパーツのほか、メッシャーボードが必要）。
c①は患者から直接採皮する際か、採皮された全層皮膚を薄く分層加工する際に用いる（写真の他、両面テープが必要）。
c②は皮膚を移植する母床のデブリードマンに用いる。
c③は皮膚加工の際、皮膚表面の脱脂に必要なジエチルエーテルを入れる。
c④は植皮片を圧迫固定するためのナイロン糸を牽引するために用いる。

● 補. 皮膚外科・美容外科領域関連器械①

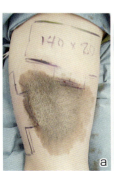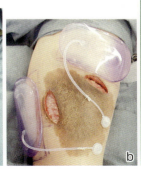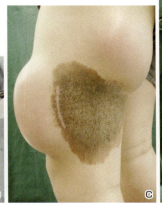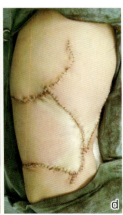

〈組織拡張器、ティッシュ・エキスパンダー（TE：tissue expander）〉
a：TE挿入予定部位の作図
b：挿入予定TE
c：拡張TEによる伸展された皮膚
d：伸展皮膚による欠損部被覆

植皮術に替わる手技の一つとして、組織拡張器を皮下に挿入し、風船状に徐々に拡大し皮膚を伸展させた拡張皮弁として皮膚欠損部を被覆するティッシュ・エキスパンダー（TE）法がある。

● 補. 皮膚外科・美容外科領域関連器械②

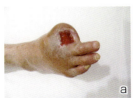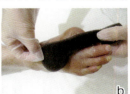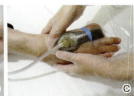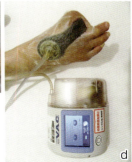
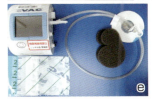

〈陰圧閉鎖療法（NPWT：negative pressure wound therapy）〉
a：右足部足趾欠損を伴う深達潰瘍
b：母床にスポンジ充填
c：フィルムによる密閉
d：持続陰圧吸引
e：NPWTセットの一例

創面を密閉し、持続的に吸引圧をかけることで、創面の滲出液を吸引し肉芽形成を促す方法で、植皮前の母床形成などでよく用いられるが、近年は植皮の圧迫固定用にも一部使用されている。手術室で処置が行われることもあるので追記しておく。

1-③. 皮弁基本セット

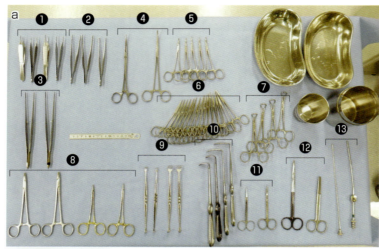

a：①アドソン鑷子
　　（有鉤、無鉤）
　②外科鑷子：短（有鉤、
　　無鉤）
　③マッカンドー鑷子
　④ケリー鉗子（小児用）
　⑤モスキート鉗子：曲
　⑥モスキート鉗子：直
　　（有鉤、無鉤）
　⑦タオル鉗子
　⑧ヘガール持針器
　⑨二双鉤、三双鉤、
　　神経鉤
　⑩筋鉤
　⑪眼科剪刀（直、曲）
　⑫デリケート剪刀、
　　クーパー剪刀
　⑬耳鼻科用吸引嘴管

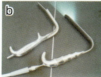

比較的大きい有茎皮弁、筋皮弁、遊離皮弁などを挙上する際に用いる。
血管茎部の剥離では、先の細い器械が使用される。ライト付き鉤は、乳房再建などで深い術野での視認性に優れる。

b：ライト付き鉤

1-④. 眼瞼セット

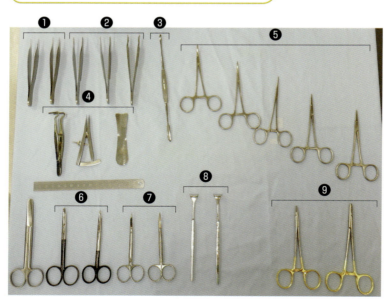

①微小用鑷子
②アドソン鑷子、
　フック鑷子（冨士森式）
③粘膜剥離子
④挙筋鉗子、カリパー、
　角板
⑤モスキート
　（直、曲）鉗子
⑥デリケート剪刀
⑦眼科剪刀（直、曲）
⑧デマル鉤
⑨ヘガール持針器
　（ダイアモンド加工）

眼瞼下垂症手術などに用いられる。
④挙筋鉗子は眼瞼挙筋を把持固定、牽引できる。
術野が狭いため、鋭的先端器具が揃う。

1-⑤. 脂肪採取セット

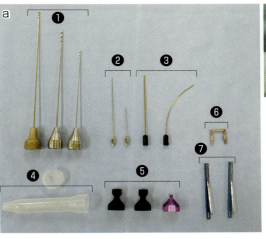
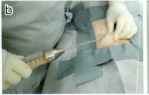
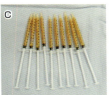

a：①3穴ハーベスター
　②インフィルトレーションカニュラ
　③インジェクター
　④シリンジケース
　⑤アナロビックトランスファー、スタンド
　⑥ジョニーロック
　⑦スナップロック
b：腹部からの採取
c：注入用脂肪

2-①. 顔面骨基本セット

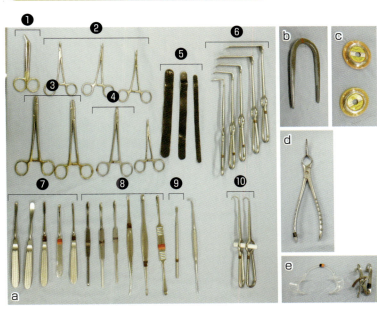

a：①ワイヤカッター
　②モスキート鉗子（曲）
　③ワイヤ鉗子
　④ループ鉗子
　⑤脳ベラ
　⑥筋鉤
　⑦骨膜剥離子各種
　⑧粘膜剥離子・起子、
　　両頭剥離子各種
　⑨小ノミ
　⑩単鋭鉤
b：U字型起子
c：ワイヤー
d：鼻骨整復鉗子
e：アングルワイダー、
　丹下式開口器

顔面骨骨折に対する整復基本セットで、頬骨骨折、眼窩底骨折などでよく用いられる。
剥離子は術者の好みで各種揃えられる。U字型起子は頬骨整復で用いる。

第1章　③形成外科でよく使用する基本手術器具・器械

a）顔面骨再建用インプラントと再建用器械の一種

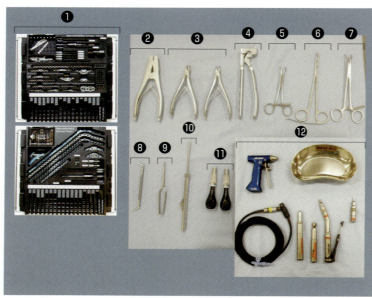

①プレート、スクリュー類 ドリル先、ドライバー先
②プレートカッター
③ベンディングプライヤー（ミニプレート用）
④ベンディングプライヤー（リコンプレート用）
⑤骨把持鉗子（小）
⑥プレート保持用鉗子
⑦骨把持鉗子（大）
⑧ドリルガイド
⑨プレートホルダー
⑩デプスゲージ
⑪ドライバーハンドル
⑫ドリル類

骨折手術、骨切り手術のみならず腫瘍切除後の骨再建などでも用いられる。

2-②．口蓋裂セット

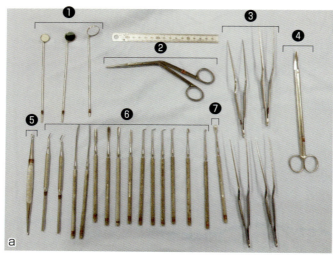
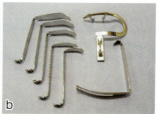

a：①デンタルミラー、後鼻鏡・間接喉頭鏡ミラー
②下甲介剪刀
③耳鼻科鑷子（バイオネット型：有鉤、無鉤）
④扁桃剪刀
⑤両頭鋭匙
⑥粘膜骨膜起子・剥離子各種（神中式、ランゲンベック等）
⑦小ノミ

b：デービス開口器

口蓋裂手術、咽頭弁作成術などに用いられる。
作業スペースが狭く、術野が小さいため、繊細な剥離子類が多い。

2-③. 下顎骨骨切りセット

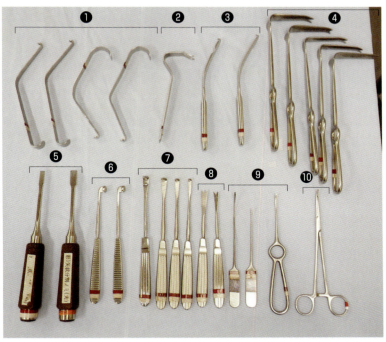

①溝付きリトラクター
　（オヴェゲーザー鉤）
②オトガイ鉤
　（キンハルター）
③下顎内側鉤
④下顎枝鉤
　（ラムスハーケン）
⑤（矢状）分割ノミ
⑥下顎下縁骨膜剥離子
⑦下顎後縁骨膜剥離子
⑧下顎枝前縁骨膜剥離子
⑨下顎骨用突錐（アーレ）
⑩ケリー鉗子（小児用）

顎変形症手術（下顎骨骨切りなど）に主に用いられる。
術野が深く狭いため、術野展開のための特殊な鉤、剥離子が揃っている。
鉤引きが重要であるため、時に器械出し看護師に介助が求められる場合もある。

2-④. 上顎骨骨切りセット

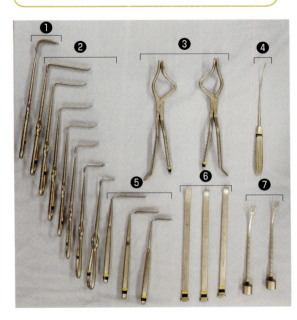

①鼻中隔鉤
②逆曲がり鉤（小、中、大、特大）
③上顎骨授動鉗子（ロー鉗子：左、右）
④頬骨弓用突錐
⑤先割れ逆曲がり鉤（小、中、大）
⑥テシエ曲がりノミ
⑦鼻中隔ノミ

顎変形症手術（上顎骨骨切りなど）に主に用いられる。

● 補．形成鼻骨ノミセット、鼻骨ヤスリセット

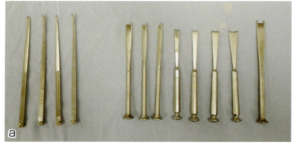 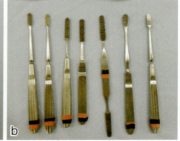

a：形成鼻骨ノミセット　　　　　　　　b：鼻骨ヤスリセット

2-⑤．腸骨採取セット

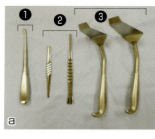 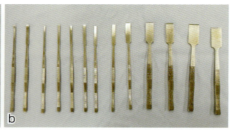

a：①骨鋭匙　②骨膜剥離子　　b：外科ノミセット（手外科ノミ含む）
　　③腸骨用レトラクター

3-①．手外科手術開創セット

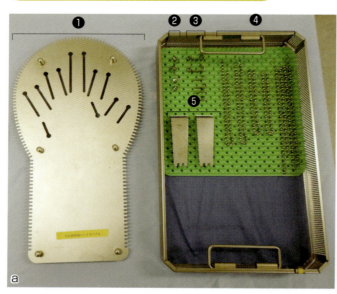

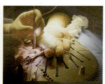

a：①ハンドテーブル
　②ゴムバンド用スライドフック
　③チェーンホルダーフック、
　　腱フック
　④ボールチェーン（フック付き、
　　フックなし）
　⑤エレベートチェーンホルダー
　⑥ヤンゼン型開創器

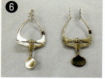

切断指再接着術など微細な手内操作の際、手指を固定するのに有用である。

4-①. 形成外科マイクロサージャリー基本セット

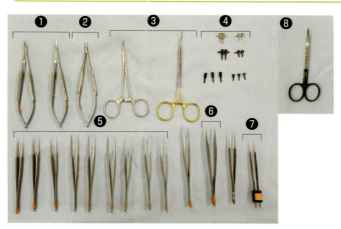

①マイクロ用剪刀：
　ロックなし
　（曲、直）
②マイクロ用持針器：ロックなし
③剥離用モスキート鉗子
④マイクロ用血管クリップ
⑤マイクロ用鑷子（各種）
⑥アドソン型マイクロ鑷子
⑦マイクロ用バイポーラ
⑧デリケート剪刀

遊離皮弁移植術、切断指再接着手術などで使用し、各外科医の好みにあったものが揃えられる。
微小血管吻合のための器械の先端は尖っているものが多く、容易に破損するのみならず、手に刺さることもあるので取り扱いには注意する。

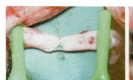
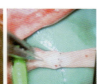

顕微鏡下での
血管吻合の様子

a) マイクロクリップ、マイクロ鑷子

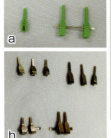

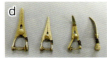
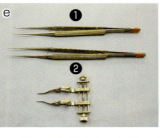
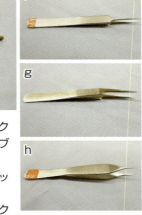

a：ディスポのマイクロクリップ（シングル、ダブル）
b：金属製のマイクロクリップ
c：端側吻合用マイクロクリップ
d：ブルドッグ鉗子

e：①マイクロ鑷子：
　　長柄（曲　直）
　②生田式クリップ
f：マイクロ鑷子
g：マイクロ血管拡張鑷子
h：アドソン型マイクロ鑷子

長柄のマイクロ鑷子や生田式クリップは、腹腔内血管吻合など術者の手が固定しにくく深い術野での利便性が高い。

第1章　③形成外科でよく使用する基本手術器具・器械

4-②. 手術用移動型顕微鏡、微小血管吻合器

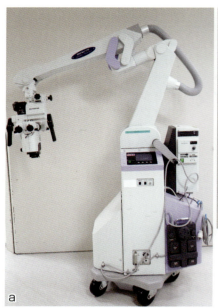

a：手術用移動型顕微鏡

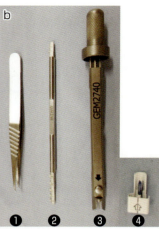

b：微小血管吻合器
　①血管壁圧着用マイクロ鑷子
　②メジャリングゲージ
　③吻合器本体
　④カプラー

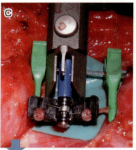

吻合直前

吻合後

c：吻合の様子

静脈吻合で用いることがある。

4-③. 皮弁血流モニタリングのための装置

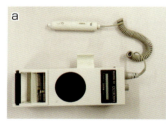

a：超音波ドップラー血流計
b：エコー（超音波診断装置）
c：赤外観察カメラシステム
　　（PDE）

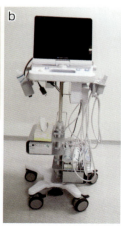

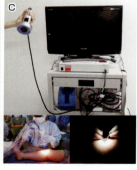

ICG蛍光法を用いることで、皮弁血流検索やリンパ管静脈吻合（LVA）を行うことができる。

皮弁穿通枝検索、皮弁血流評価などに用いられる。

第1章

④形成外科手術の手術看護のポイント

関西医科大学附属病院
手術室 副看護師長
鈴木敦子

第1章 形成外科手術の看護のポイント

4 形成外科手術の手術看護のポイント

Point 1
形成外科手術は外表に表れている疾患が対象であるが、疾患とはいえなくても整容的改善を希望する患者も対象になるということを認識しておく

　形成外科手術は、組織や臓器を切除・移植・移動することによって、先天的あるいは後天的な変形や欠損している身体的部分を修復し、機能的・形態的回復を行う手術である。しかし、その一方で明らかな疾患とはいえないが、形態の外見的改善を希望する患者の思いを外科的手技等によって回復させる場合がある。体表面の形や色・においというものは、第三者にとっては気にならないことでも、患者にとっては大きな精神的問題となっている場合がある。このことは、必ずしも第三者が推しはかられるものではない。したがって、患者が疾患や自分の形態についてどのように感じ、考えているのかを把握し、精神的側面を十分にとらえて看護をしていく必要がある。そして、患者の「社会復帰」や「生活の質（QOL）の向上」を進めていけるような支援が必要である。

Point 2
形成外科手術では、患者の年齢が新生児から高齢者と幅が広く、患者に合わせた対応が必要である

　形成外科手術では先天的・後天的疾患があるため対象患者の年齢層が広くなる。小児の先天的疾患の場合、本人の意思に関わらず手術が行われる場合もある。疾患によっては、長期の外来通院、追加手術を行わなければならないこともある。そのため、患児の認知発達に合わせて、疾患や手術について説明していく必要があり、プレパレーションを行うことも一つの手段である。それと同時に、保護者への配慮も重要である。先天的異常の場合、染色体異常や遺伝的要因・環境的要因が挙げられるが、保護者の心理として「自分に何か問題があったのではないか」と自責の念に駆られている可能性がある。そして、自分の子どもが手術を受けることへの不安があることも多い。同伴入室を行っている場合では、意識がなくなっていく子どもを目の当たりにするため、保護者の表情や言動を観察し、看護を行っていく必要がある。

　後天的疾患である成人の眼瞼下垂や腫瘍切除術などでは、患者が高齢である場合も多く、患者の理解度に合わせたわかりやすい言葉での説明が必要である。口頭での説明だけでなく、文字の大きさなどに配慮したわかりやすい説明用紙を用いるなど工夫をする。

眼瞼手術では、テープ固定の影響や腫脹により視野が狭くなっているため、歩行・移動時の転倒予防に注意し、患者の安全確保に努める。

頭部・顔面・頸部	外傷
・口唇口蓋裂 ・頭蓋顔面骨癒合症（Crouzon病など） ・外耳異常（小耳症など） ・外鼻異常（唇裂鼻変形など） ・眼の異常（眼瞼下垂など） ・顎・頬部異常（Pierre Robin症候群など）	・顔面・四肢の裂創 ・熱傷・瘢痕とケロイド ・顔面骨折 ・四肢・指（趾）切断の再接着
	潰瘍
	・下腿・足潰瘍 ・褥瘡など
四肢	
・合指（趾）症・多指（趾）症など	
	腫瘍
体幹	・皮膚・軟部組織腫瘍（良性・悪性など）
・漏斗胸・副乳など	他科との関連手術
皮膚・付属器	・頭頸部再建 ・乳房再建 ・外科的血行再建など
・母斑・血管腫・リンパ管腫など	

表1 形成外科手術の対象となる先天的疾患および後天的疾患

Point 3 形成外科手術では、対象疾患や術式も多岐にわたるため、しっかりと情報収集を行い、患者の特徴や術式に合わせた物品を準備しておく

形成外科手術の特徴として、治療範囲が体表面・骨・筋層など広い範囲にわたっている。そのため、臓器による解剖学的範囲がある程度決定している一般外科のような定型的な手術とはならない場合がある。口唇（顎）裂手術一つをとっても、不完全なのか完全なのか、両側なのか片側なのか、口蓋裂まで及んでいるのか、1期手術なのか2期手術なのか等、カルテや医師からしっかりと情報収集を行い、今回の手術ではどこまで実施するのか、何をするのか等、術式を把握し、物品を準備しておく必要がある。また、手術部位が1カ所にとどまらないこともあるため、術野の数に合わせた器械・ドレープの数・種類、診療材料の準備をしておかなければならない。ドレープ方法も手術部位によって異なるため、すべての部位のドレーピングができるように熟練しておく必要がある。

また外回り看護では、挿管チューブの固定の位置、対極板の貼付部位、術中体位、点滴ルートの長さや点滴確保部位など、術式や患者の特徴に合わせてアセスメントし、計画を立案しておかなければならない。また、麻酔科医が急変時や術中の患者管理がきちんとできるように、麻酔器・モニター・麻酔科医の位置も検討しておく必要がある。

定型的にいかない場合が多いため、手術室看護師として幅広い情報収集力と高いアセスメント能力、具体的な看護計画の立案しておくことが非常に重要であり、それを他職者と共有しておくことで、スムーズな手術進行につなげることができる。

Point 4　形成外科手術の術後管理では、全身管理以外にも局所管理にも留意する

皮膚移植手術では、移植片を72時間安静に保つ必要がある。そのために tie-over による圧迫固定やギプス・シーネによる固定を行うことがある。また、ケロイドや瘢痕拘縮を予防するために装具を使用しての圧迫固定や肢位の保持を行う。ギプスやシーネ・装具を用いて固定を行う場合には、末梢の循環状態や知覚の有無を観察しておく必要がある。圧迫固定のために伸縮性のあるテープを使用する場合には、皮膚が引っ張られていないかどうか等を確認し、皮膚障害の発生にも留意する必要がある。顎変形症の手術では、ワイヤーによる上下顎間固定が必要である。植皮片がきちんと生着するように圧迫固定することは重要であるが、それに伴う二次的障害が起こることがないようにしなければならない。

術直後に判断することは困難なこともあるが、皮弁手術を行った場合には、皮弁部位の血流・皮膚色・温度・腫脹・血腫等がないかも確認する。一時的に浮腫や腫脹を起こし、うっ血状態となることがあるが、それが持続すると皮弁部位の血行不良が不可逆的となり壊死を起こす。手術室退室時に、現在の状況を病棟に申し送ることで、異常の早期発見につなげることができる。

Point 5　形成外科手術は日帰り手術で行われることも多いため、術前から術後にかけてのケアが必要である

日帰り手術とは、患者が手術当日に来院し手術を受け、その日のうちに帰宅するもしくは翌日に帰宅することである。したがって、手術前後の生活の場は自宅であり、患者自身が手術に向けて、健康管理や手術準備を行わなければならない。患者が手術前後の生活の中で困ることのないように、手順や処置について患者自身が予測でき対応することができるように、教育することが大切である。患者の理解度を確認し、よりイメージ

ができるように具体的に説明することが重要である。

術前	術後
・手術の日時 ・来院時間 ・準備するもの ・食事について ・飲水について ・衣服について ・当日、手術が中止になる場合について ・化粧・マニキュア等の装飾について ・中止薬について	・創部の状態について ・創部ドレッシングについて ・異常時の症状 ・出血について ・食事について ・飲水について ・内服について ・入浴について ・疼痛について ・運動・安静について ・異常時の連絡先 ・次回の受診日時

表2 患者に説明する基本的内容

Point 6 重症熱傷患者は循環動態が不安定であり、免疫機能の低下により易感染状態にある

　熱傷患者は、急性腎不全・急性呼吸障害・播種性血管内凝固症候群（DIC）・多臓器機能不全症候群を起こす可能性がある。そのため、輸液管理、バイタルサインのモニタリング等の全身管理が重要となる。生体にとって皮膚は最大の感染防御バリアであり、熱傷による皮膚の防御機構の破綻は容易に感染を惹起する。感染防止のために、滅菌物の取り扱いや創部の清潔を保つことはもちろん、膀胱留置カテーテルからの逆行性感染や静脈経路からの感染にも注意を払い、清潔操作を徹底する必要がある。

第1章

④形成外科手術の手術看護のポイント

	ショック期	ショック離脱期	感染期	回復期
期間	受傷後48時間〜72時間	受傷3〜4日	受傷1週間前後	受傷1カ月前後
病態	血管透過性亢進によりアルブミン・ナトリウムが血管外へ漏出し、サードスペースが形成され、循環血液量が減少する。	サードスペースへ移行していた水分が血管内に吸収され、循環血液量が増加する。感染のリスクが高くなる。	代謝亢進に伴う栄養障害、免疫機能低下による感染が予後を左右する。	急性期が過ぎ、体液・代謝の均衡が保たれる。
合併症	急性腎不全	心不全・肺水腫	肺炎・ストレスによる消化管出血・敗血症・多臓器不全	合併症の頻度は低下するが、機能的・整容的な問題が生じやすい。
看護のポイント	患者の置かれた状況を把握し、精神面・疼痛に対して、十分な配慮を行う。	疼痛や不安感が増大している時期であるため、患者の精神状態に留意する。無菌操作を徹底する。	感染予防に注意し、ケアを行う。瘢痕や・拘縮に伴う機能障害や整容的な問題を抱える時期である。そのような背景をくみ取り関わる。	

表3 熱傷における病期別分類と一般的経過

Point 7　手術部位が全身にわたるため、単一的な手術体位とはならない。各手術体位における注意点を熟知し、安全・安楽な体位保持が必要である

　診療対象が体表面であるため、全身が手術範囲となる。また、手術部位が数カ所になる場合もあり、すべての手術部位の視野を確保できかつ良肢位でなければならない。広範囲の深達性熱傷創が存在する重症熱傷患者では、焼痂組織および壊死組織の切除を行い、健常皮膚の領域から遊離植皮を行わなければならないため、手術体位固定に難渋する場合がある。患者の関節可動範囲を超えない良肢位で、手術・患者観察が容易な体位を医師と検討しておくことが、円滑な手術進行につながる。

	仰臥位	側臥位	載石位	腹臥位	座位・ビーチチェア位
圧迫部位	・後頭部 ・肩甲骨部 ・肘関節部 ・仙骨部 ・踵部	・下側の頭部 ・耳介部 ・頬部 ・肩関節部 ・肘頭部 ・腸骨部 ・大転子部 ・腓骨頭部 ・内顆 ・外顆	・後頭部 ・肩甲骨部 ・仙骨部 ・肘関節部 ・膝窩部	・前額部 ・鼻部 ・頬部 ・顎部 ・前胸部 ・前腸骨部 ・恥骨部 ・膝蓋部 ・足背部 ・足趾	・後頭部 ・肩甲骨部 ・肘関節部 ・仙骨部 ・踵部
起こりやすい神経障害	・腕神経叢 ・橈骨神経 ・尺骨神経 ・総腓骨神経	・腕神経叢 ・橈骨神経 ・尺骨神経 ・上腕神経 ・総腓骨神経	・腕神経叢 ・橈骨神経 ・尺骨神経 ・坐骨神経 ・総腓骨神経	・眼窩神経 ・上腕神経 ・橈骨神経 ・尺骨神経 ・大腿神経 ・腓骨神経	・腕神経叢 ・橈骨神経 ・尺骨神経 ・総腓骨神経
注意点	・上肢を体側固定する場合には、点滴ラインやモニターコードによる圧迫に注意 ・後頭部に脱毛を起こすリスクがある ・膝窩に枕を入れると総腓骨神経麻痺を起こす可能性があるため、膝関節を屈曲させる場合には、大腿部に枕を挿入する	・両下肢は、ずらして固定し、自重による下側下肢の除圧を行う ・上肢台を使用する場合には、上肢台の辺縁で上腕神経や尺骨神経を圧迫しないように注意する	・支脚器の圧迫によるコンパートメント症候群を発症する可能性がある ・下肢の挙上や、手術終了後に下肢を降ろすことで、血流の急激な変化が起こるため、循環動態の変動に注意する	・顔面を下側に向けるときは眼球の圧迫に注意する。徐脈や眼圧の上昇により失明する危険性がある ・四点支持台やロール枕等固定具については、術前に医師と相談し、準備しておく ・鼠径部の過度な圧迫は、下肢の血流障害や深部静脈血栓症の発症の可能性がある	・頭部が不安定になりやすい ・心臓が高位になるため静脈還流が低下し、下肢に浮腫をきたしやすい ・頭蓋内の静脈洞は陰圧となり、空気塞栓が起こるリスクが高くなる ・身体の屈曲部位と手術台の屈曲位置を合わせてポジショニングを行う ・尖足予防のために、必要時足底を固定する

表4 手術体位による圧迫部位・注意点

> **Point 8** 形成外科手術は術式が多岐にわたり、局所麻酔で行われる場合も多い。安全・安楽な手術環境を提供するとともに、身体的・精神的苦痛の緩和に努める

　局所麻酔手術では、全身麻酔と異なり意識下手術となる。術野でのドレーピングによってうつ熱になる可能性や、緊張による発汗など体温調節が困難なこともある。体温を継時的に測定することは困難であるため、患者の身体に触れ緊張の緩和に努めるとともに、発汗の有無など患者の体温の状況を把握し、できる限り快適な環境で手術を受けることができるように配慮する必要がある。また、医療者間の会話の内容や、手術室内の音、光、においにも注意を払い、環境を整えることが重要である。抑制についても、患者の状態、手術体位等を考慮し、安全を確保したうえで抑制を行い、患者の苦痛を最小限にすることが必要である。抑制を行う場合には、患者に十分な説明を行い、理解を得たうえで行うべきである。患者は、「手術のためには仕方がない」と考える可能性がある。手術室という特殊な環境の中で、できるだけ患者が自分の思いを話すことができる雰囲気や環境、医療者との関係性を構築することが重要である。

引用・参考文献
1) 平林慎一ほか. "総論". 標準形成外科学. 第6版. 平林慎一ほか編. 東京, 医学書院, 2011, 4-13.
2) 波利井清紀ほか. "基本知識". TEXT形成外科学. 改訂3版. 波利井清紀ほか監修. 東京, 南山堂, 2017, 3-29.
3) 松木明知ほか. "形成外科". 手術直後の患者管理. 改訂第2版. 松本明知ほか編. 東京, 克誠堂出版, 2000, 204-6.
4) 倉橋順子ほか. "体位管理". カラービジュアルで見てわかる! はじめての手術看護. 大阪, メディカ出版, 2009, 76-90.
5) 草柳かほるほか. "手術体位". 手術室看護：術前術後をつなげる術中看護. 東京, 医歯薬出版, 2011, 61-89, (ナーシング・プロフェッショナルシリーズ).

第 1 章

⑤術前・術中・術後別
患者へのアプローチと
チェックポイント

関西医科大学附属病院
手術室 副看護師長
森﨑優紀

第1章 形成外科手術の看護のポイント

5 術前・術中・術式別患者への アプローチとチェックポイント

① 術前のチェックポイント

1. 全身麻酔

- ✓ 手術部位の確認。手術計画について医師と確認
- ✓ 物品・器械・敷布掛けの準備
- ✓ 顔面手術時：挿管チューブの種類、固定方法の確認
- ✓ 手・足手術時：点滴挿入部位、血圧計測定部位、SpO_2測定部位を確認する
- ✓ 術中体位固定物品の準備

a) 手術部位の確認：手術計画について医師と確認

手術野が複数になると、追加で器械や物品が必要となることがあるため、スムーズな手術展開のためにも手術計画について医師としっかりコミュニケーションをとる。

b) 物品・器械・敷布掛けの準備

手術計画を医師と共有したら、必要になる物品、器械、敷布掛けの準備を行う。

c) 顔面手術時：挿管チューブの種類、固定方法の確認

手術時、挿管チューブに接触するとチューブの位置が移動し、カフの破損につながり人体に影響が出るため、チューブの種類や固定位置を、形成外科医師、麻酔科医と確認する。

d）手・足手術時：点滴挿入部位、血圧計測定部位、SpO₂ 測定部位を確認する

患側での点滴やモニタリングは術中のトラブル（点滴の滴下不良、モニター波形が正しく出ない等）で即座に対応が困難であり、正しい測定値が検出できない可能性があるので基本的には使用できない。点滴確保時には麻酔科医と確認を行い術中管理がしやすい場所で行う。マンシェット、SpO₂ 測定も同様に行う。

e）術中体位固定物品の準備

背部や外陰部操作があるときには側臥位や砕石位となることがあるので術野範囲を確認し、褥瘡や神経障害を生じないように体位固定を行う。

---

2. 局所麻酔

- ✓ 手術部位の確認。手術計画について医師と確認

- ✓ 物品・器械・敷布掛けの準備

- ✓ （外来手術時）最終飲水、飲食時間、アレルギー確認

- ✓ （外来手術時）化粧、装飾品（図 1）の除去確認

a）手術部位の確認。手術計画について医師と確認

局所麻酔時も同様に、追加の物品、器械が必要になるのか医師に確認を行う。

b）物品・器械・敷布掛けの準備

手術計画を医師と共有した後、必要になる物品、器械、敷布掛けの準備を行う。

c）（外来手術時）最終飲水、飲食時間、アレルギー確認

自己管理での外来手術となるので、決められた指示が守られているか確認を行う。アレルギーがある場合には医師とともに情報共有を行う。指示が守られていない場合は医師に確認を行い、手術時間の調整や中止の指示を受ける。

d)（外来手術時）化粧、装飾品（図1）の除去確認

　消毒効果減少と顔色の判断が困難になるため、化粧をしている場合は洗顔を行ってもらう。装飾品に関しても熱傷の原因や破損、紛失の原因となり、マニキュア・ペディキュアも SpO_2 測定が困難となるので除光液で除去してもらう。

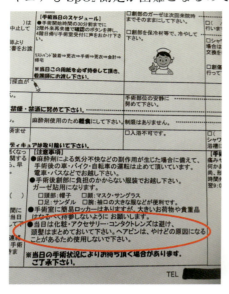

図1 外来患者用クリニカルパス
注意事項の項目に化粧・アクセサリー・コンタクトレンズは避けていただくよう記載されている。

② 術中のチェックポイント

1. 全身麻酔

- ☑ 器械の清潔保持。術野が複数あるときには特に注意
- ☑ 皮膚縫合が多いので、糸針がなくなりそうであれば、早めに確認し提供してもらう
- ☑ 術野での局所麻酔薬使用前後のバイタルサインのチェックを行う
- ☑ 複数術野がある場合の使用しているX線造影材入りガーゼの確認

a）器械の清潔保持：術野が複数あるときには特に注意

　口腔内操作や悪性腫瘍操作がある際には汚染があると考え、同一術野でのみの使用器械とする。その他の術野では新しい器械の準備を行い、器械が混在しないよう管理を行う。

b）皮膚縫合が多いので、糸針がなくなりそうであれば、早めに確認し提供してもらう

　一般外科と比べ、形成外科では創部に対して密に縫合を行うので糸の消費が早い。手術進行の妨げとならないよう、糸が少ないようであれば医師に確認を行い、早めに提供を行う。

c）術野での局所麻酔薬使用前後のバイタルサインのチェックを行う

　エピネフリン入りの局所麻酔を使用して皮膚切開を行うので、血圧の上昇が起こりやすい。バイタルサインを適宜チェックし異常の早期発見に努める。

d）複数術野がある場合の使用している X 線造影材入りガーゼの確認

　術野が複数あるときにはガーゼを使用する枚数も多くなりやすい。医師が手でガーゼを握り締めているときもあるので、閉創前には医師に声を掛け、術野も確認し、ガーゼカウントを行う。

2．局所麻酔

✓ 痛みがあるときのコミュニケーションをとる方法を確認しておく（手を上げてもらう、足を動かす等）

✓ 手術操作の邪魔にならないよう声掛けを行う

✓ 術野での局所麻酔薬使用時前後のバイタルサインのチェックを行う

a）痛みがあるときのコミュニケーションをとる方法を確認しておく（手を上げてもらう、足を動かす等）

　手術によっては声を出しにくい等コミュニケーションをとる方法が制限される。痛みがあるときや不測の事態のときを知らせる方法を、患者とあらかじめ確認しておく。

b）手術操作の邪魔にならないよう声掛けを行う

　局所麻酔手術は、痛みやにおい等で気分不良や不安が大きくなるので、手術操作の邪魔にならない程度に患者に声を掛け、不安の軽減と異常の早期発見につなげる。

第 1 章

⑤術前・術中・術後別　患者へのアプローチとチェックポイント

c）術野での局所麻酔薬使用時前後のバイタルサインのチェックを行う

　エピネフリン入りの局所麻酔を使用して皮膚切開を行うので、血圧の上昇が起こりやすい。バイタルサインを適宜チェックし異常の早期発見に努める。

3. 術式別

●顔

- ✓ 術中から、術後腫れ防止のために冷たいガーゼをすぐ提供できるように準備を行う
- ✓ 細かい手術操作となることが多いので、極小器械も準備しておく
- ✓ 頬骨骨折や顎間固定時には顔面骨器械、ドリル、ワイヤー等の準備を行う

a）術中から、術後腫れ防止のために冷たいガーゼをすぐ提供できるように準備を行う
　顔面は腫れやすいので、冷たいガーゼを常に準備し、すぐに提供できるようにする。

b）細かい手術操作となることが多いので、極小器械も準備しておく
　眼瞼下垂などは細かい操作となるので、極小鑷子や剪刀の準備を行う。

c）頬骨骨折や顎間固定時には顔面骨器械、ドリル、ワイヤー等の準備を行う
　骨を削る操作が必要になるので、基本のセット以外に顔面骨の器械の準備も行う。顎間固定時にはワイヤーも必要になるので、専用のワイヤー鉗子やカッターを準備する。

●体幹

- ✓ 筋鉤、ケリー等が必要になることがある
- ✓ 必然的に局所麻酔薬の量も増えるので、使用限度量を確認しておく

a）筋鉤、ケリー等が必要になることがある

　術野が広範囲となることがあるので、深い筋鉤や、結紮、組織剝離のためのケリー等を準備する。

b）必然的に局所麻酔薬の量も増えるので、使用限度量を確認しておく

　術野が広範囲になりやすいので、皮膚切開時の局所麻酔使用量が増加する。患者の体重や既往歴よりおおよその使用量を把握し、限度量に近づいたときは医師に声を掛け、麻酔量の調節を行ってもらう。

●手・足

 ターニケット使用時は、駆血時間の確認、局所麻酔時に使用するときには声掛けを行う

 点滴挿入時には血圧計、SpO_2測定などを、術野の影響を受けない部位で行う

 術後に包帯やギプス固定が必要となる場合は、準備を行う

a）ターニケット使用時は、駆血時間の確認、局所麻酔時に使用するときには声掛けを行う

　術野の視野確保のために上肢、下肢を駆血することがあるので、60分経過したら医師に声を掛け、駆血時間を延長するかどうか確認する。局所麻酔時は患者に大きな苦痛を与えるので最低限の駆血時間とし「出血を少なくするために手（足）をしばっています」「痛みが強くなれば教えてください」等の声掛けを行う。

b）点滴挿入時には血圧計、SpO_2測定などを、術野の影響を受けない部位で行う

　術野の範囲（消毒範囲も含む）を確認し、影響が出ない場所でのバイタル測定、輸液管理を行えるようにする。場合によっては輸液ルートの延長を行い、術中管理ができるようにする。

c）術後に包帯やギプス固定が必要となる場合は、準備を行う

術後安静のため関節を固定することがあるので、医師に確認を行い、準備しておく。

●植皮

- ✓ どの部位からの採皮になるのか確認し、消毒を行う
- ✓ デルマトームの取り扱いについて確認しておく
- ✓ 熱傷患者の場合は植皮部位が広範囲となるので、メッシュデルマトームも必要となる
- ✓ 手術中の水のIN・OUTに注意する

a）どの部位からの採皮になるのか確認し、消毒を行う

植皮する部位以外の、採皮する部位も十分に消毒を行う。

b）デルマトームの取り扱いについて確認しておく

刃を取り扱うので十分に注意を行う。処理された皮膚は重要な移植部材となるので、取り扱いや保管に注意する。

c）熱傷患者の場合は植皮部位が広範囲となるので、メッシュデルマトームも必要となる

広範囲に皮膚移植が必要な場合は、採皮した皮膚を3倍、6倍と拡大できるメッシュデルマトームを使用。拡大された皮膚は切れやすくなっているので、使用するまで大切に生理食塩水ガーゼ等でくるんで保管をする。

d）手術中の水のIN・OUTに注意する

熱傷患者は正常な皮膚が破壊され粘膜がむき出しとなっていることで体液漏出や脱水状態、易感染状態となる。術中の輸液管理や尿量等も適宜確認を行い、水のIN・OUTのバランスの確認や清潔操作を行う。

●悪性腫瘍

 腫瘍摘出時の器械は不潔とみなし、腫瘍摘出後から閉創時には清潔な器械を提供する

 術中に迅速病理標本が出ることもあるので、標本の取り扱いには十分注意する

a）腫瘍摘出時の器械は不潔とみなし、腫瘍摘出後から閉創時には清潔な器械を提供する

　悪性腫瘍を触った器械が正常な組織に触れないよう器械の管理を行い、腫瘍摘出後から閉創時には新しい器械を準備し使用する。

b）術中に迅速病理標本が出ることもあるので、標本の取り扱いには十分注意する

　リンパ節や組織で術中に迅速病理が出るときがある。医師に標本名を確認し、外回り看護師、器械出し看護師でダブルチェックを行い病理部門に提出する。局所麻酔時の迅速結果については患者に配慮し、医師に結果がわかるようにしておく。

③ 術後のチェックポイント

●申し送り時

 最終術式の申し送りを行う

 体内挿入物の確認を病棟看護師とともに行う

a）最終術式の申し送りを行う

　術中の操作で予定術式に変更がなかったか、変更があればどの項目に変更があったのかを病棟看護師にわかりやすく伝える。

b）体内挿入物の確認を病棟看護師とともに行う

　ドレーンや胃管チューブ等体内挿入物があるときは、先端部位と現在の固定の深さを病棟看護師とともに目視で確認を行い、ドレーンやチューブ類の自己抜去を予防する。

●体位固定

 上肢が体側固定となるときは、点滴ルートを延長する

 側臥位時、体位固定器具をどのように使用するか医師と確認し、褥瘡や神経障害を生じないように注意を行う

 砕石位時の下肢挙上降下時、バイタルサインの変動を確認する

a）上肢が体側固定となるときは、点滴ルートを延長する
　術中の点滴からの薬剤注入時、三方活栓が遠いとスムーズな投与ができないので、あらかじめ点滴ルートの延長を行い、薬剤がスムーズに注入できるようにしておく。

b）側臥位時、体位固定器具をどのように使用するか医師と確認し、褥瘡や神経障害を生じないように注意を行う
　側板を使って体位を固定するのか、クッションやタオルケットを用いて半側臥位となるのか医師と確認を行い、褥瘡や神経障害が起こらないように免荷や体位、肢位に注意を行う。

c）砕石位時の下肢挙上降下時、バイタルサインの変動を確認する
　下肢の挙上、降下時には血流の変動が起こるので、必ず血圧測定を行う。麻酔管理時には、必ず麻酔科医に声を掛けてから行う。

第1章

⑥患者の特徴別 注意するべきポイント

関西医科大学附属病院
手術室 副看護師長
森﨑優紀

患者の特徴別　注意するべきポイント

第1章

6

形成外科手術の看護のポイント

① 小児

- ☑ 先天性疾患を持っている患児が多いので、全身状態をアセスメントする

- ☑ 麻酔導入前後は、点滴類の自己抜去やベッドからの転倒・転落に注意する

- ☑ 児の発達段階に合わせたわかりやすい言葉で声を掛ける

　小児で手術適応となる患児は、口蓋裂や多指症など疾患による奇形だけでなく、先天性疾患を患っていることが多い。そのため、疾患だけでなく全身状態をアセスメントし、手術介助につくことが重要となる。

　麻酔導入前は特に緊張が高く、泣き出したり暴れたりすることもあるので、安全を第一に、ベッドの両端には医師や看護師が立ち転倒・転落を防ぐことや、点滴の自己抜去にならないように注意を行う。点滴の固定については、包帯などを用いてルートの引っ掛かりを予防することも大事となる。「○○くん、がんばろうね」「寝ている間に終わるからね」など、声掛けもわかりやすい言葉で行い、患児の不安軽減に努める。患児の保護者も多大な不安を持ち手術に臨んでいるので、不安の傾聴や声掛けを行い、不安の軽減に努める。手術が終了し麻酔からの覚醒時には、「終わったよ。がんばったね」と声を掛けられるようにしたい。

　病棟への申し送り時は、点滴ルートの挿入部位、固定についても、目視で病棟看護師とともに確認を行う。患児が乳児や幼児のときには、ベッドで暴れたりして酸素マスクや点滴ルートの自己抜去の危険があるので、保護者にベッドに上がってもらい、抱っこするなどして患児の不安軽減や自己抜去予防に努める。

　乳幼児手術では、手術操作が繊細となることが多いので、デリケート剪刀や極小器械も準備する。

② 小児日帰り手術

✓ 麻酔科医の許可があれば、麻酔導入まで保護者に付き添ってもらう

✓ 麻酔導入前後は、点滴類の自己抜去やベッドからの転倒・転落に注意する

✓ 児の発達段階に合わせたプレパレーションを行い、患児自身に手術に臨む力をつける

✓ 保護者にも声掛けを行い、患児ががんばって手術に臨んでいることを共有する

✓ 手術終了後は、回復室で麻酔が完全に覚醒するまで休息を行う

✓ 自宅での注意事項を保護者にわかりやすく説明する

　レーザー照射や良性腫瘍などの手術が主となることが多い。年齢も乳児〜幼児が主を占める。レーザー手術で数回手術経験のある患児は、手術室の雰囲気で不安を感じ啼泣することがある。レーザー手術に限らず麻酔科医の許可があれば、麻酔導入まで保護者に付き添ってもらうことがある。その際、保護者には患児の手を握ってもらう。吸入麻酔の際には、「安全のため体を支えさせてもらいます」と一声掛け、導入の介助を行う。導入後は、速やかに手術室を退室してもらい、待合室で待機してもらう。保護者も、患児が体を支えられて麻酔導入を行う光景や、啼泣場面を見ることで不安となるので、「○○ちゃんがんばっていましたね」や「泣いていましたが、起きたときにはがんばったねと声を掛けさせてもらいますね」等、声掛けを行う。手術が終了し、自発呼吸を確認した後には、回復室で麻酔から完全に覚醒するまで休息を行う。おおよそ1時間後に腸蠕動運動が確認できれば水分の摂取を行い、全身状態に問題がなければ点滴を抜針する。その後約2時間休息した後、麻酔科の診察を行い、創部の疼痛や出血、悪心、嘔吐、発熱等がなければ帰宅となる。また、自宅での過ごし方や食事、入浴、運動制限について、処方箋や次回来院日についても保護者に説明を行う。帰宅後に出血や発熱等ある場合には、病院を再度受診してもらう。

　当院では、3〜6歳の患児に、絵本とスタンプラリーを用いてのプレパレーションを行っている（図1、2）。手術室に入室してから退室までをイラストと文章を用いて紹介しており、それぞれの項目を達成できればスタンプを押すことができる。あらかじめ患児に問診で好きなキャラクターを聞き、可能であれば好きなキャラクターのスタンプを準備する。絵本は、術前の麻酔科外来受診時に説明を行い、配布している。家で読んでもらうことができるので、当日のイメージを持ち、自分から手術に臨めるよう工夫している。

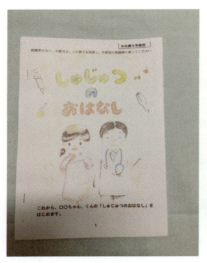

図1 手術の流れを解説した本。カラーのイラストで9ページの冊子になっている。

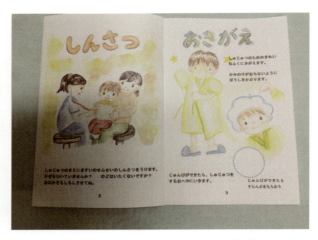

図2 絵本の中身。右下の○の中にスタンプを押すようになっている。

③ 悪性腫瘍のある患者

- ✓ 悪性腫瘍のときには、器械を標本摘出用と閉創用と分けて準備する
- ✓ 標本は、医師と確認を行い正しく取り扱う
- ✓ 体表に腫瘍がある時には見た目にも関わるので、声掛け時には注意を行う
- ✓ 場合によっては植皮も必要になるので、医師と確認を行う

　悪性腫瘍の摘出術では、腫瘍の再発を防ぐため、標本摘出後は必ず新しい器械を準備し、標本摘出時に使用した器械は使用しない。器械台も標本用と閉創用と完全に分け、ガーゼやメス、シリンジ等もそれぞれの器械台で準備を行う。

　術者や看護師の手袋も新しいものを準備し、標本摘出後は交換する。標本摘出時には、迅速標本なのか永久標本なのかを確認し、ホルマリンで固定するのか、湿ガーゼで保管するのか、医師、機械出し看護師、外回り看護師ともに確認を行う。患者のその後の治療に関わる重大なことである。

　悪性腫瘍が顔面など体表に関わる変形や欠損といった醜状をもつことで、疎外や孤立を感じたり、奇異なるものに向ける視線を浴びせられたりするなどして、日常生活や学校生活、社会生活における人間関係でさまざまな不具合をきたすことがある[1]。また陰部の近くに腫瘍がある際には、羞恥心が高いことから受診をためらい、手術を受けると

きには腫瘍自体が広範囲となることもある。術前訪問の際には声掛けも慎重に行う。短い関わりとはなるが信頼関係を築いていきたい。場合によっては植皮も必要となってくるので、植皮部位の確認や消毒、植皮用器械の準備を行う。器械出し看護師は、採皮した標本を使用するまで湿ガーゼで大切に保管を行う。

④ 外傷の患者

> ✓ 創傷が汚染されていることがあるので、生理食塩水で洗浄を行う
>
> ✓ 全身状態の観察を行い、バイタルサインに注意する（熱傷患者は特に注意深く観察する）
>
> ✓ 外傷の部位によっては、経鼻挿管や気管切開が必要になるので準備を行う
>
> ✓ 二次的に創部を治療することがあるので、手術計画についても医師と確認を行う
>
> ✓ 救命を第一とし、患者の QOL にも関わるので病棟とも連携を図る

　外傷部位は、基本的には汚染されているものとして、生理食塩水で十分な洗浄を行う。一般的に創傷発生後 6 〜 8 時間を golden period とよぶ [2]。麻酔後は、創深部まで入念に洗浄を行うことがある。創部以外にも全身状態を確認し、異常があれば医師に報告し指示を仰ぐ。熱傷患者では、熱傷が広範囲であればショックや感染のリスクが高く、生命の危機となるので、麻酔科医とともに十分な輸液管理や清潔操作を行う。顔面受傷や口腔内の受傷があれば、経口挿管での管理ができないため、経鼻挿管や気管切開が必要となってくるので準備を行う。受傷した部位が広範囲であったり、植皮等の処置が必要になったりすれば、創部の安静のため二次的に手術を行うこともある。患者は突然の受傷で精神的ダメージも大きい。特に体表（顔面など）や四肢の受傷（切断指など）となれば、今後の見た目の変化や生活の変化など、患者の QOL にも大きく関わってくる。まずは救命を第一優先とし、その後、精神的フォローができるよう、コ・メディカルスタッフとも連携を図り、患者の社会復帰に向け援助を行う。家族にとっても精神的ショックが大きいので、医師による術中説明の際にはできる限り同席し、言動をスタッフで統一する。

⑤ 成人（高齢者）

- ✓ 手術適応の幅が広いので、手術の目的を理解して介助につく
- ✓ ベッド移乗の際には、転倒、転落に注意を行う
- ✓ 標本は、医師と確認を行い正しく取り扱う

　侵襲の少ない外来手術から全身麻酔までのさまざまな手術が行われる。全身麻酔下手術では、前述のように手術操作が複数となることもあるので、患者とともに手術部位の確認や主治医と手術計画について統一した情報を共有することが大事である。眼瞼下垂など視界が狭くなっている患者や、下肢の腫瘍で可動域が狭い患者は、ベッド移乗の際には転落しないように注意を行う。術中の迅速病理や永久標本についても医師と確認を行い、正しく取り扱う。

⑥ 成人日帰り手術

- ✓ 自宅での注意事項をわかりやすく説明する
- ✓ 高齢者の場合は、付き添いの家族にも説明を行い、統一した情報を共有してもらう
- ✓ 気分不良となった際には、回復室などを利用できるか確認しておく

　粉瘤等の良性腫瘍摘出手術が主となることが多い。日帰りとなり自宅での創部の安静が自己管理となるので、出血した場合、入浴の可否、日常生活で注意しなければならないことをわかりやすいよう、クリニカルパスを用いて説明を行う（図3）。また、次回来院日までに創部について不安なことがあれば相談できるよう、連絡先を伝えておく。標本の病理結果については、次回受診時に説明となることが多いので医師に確認を行う。高齢者の場合には、付き添い家族にも同様の説明を行い、統一した情報を共有してもらう。手術後の気分不良時には回復室を利用し、気分が十分回復したら帰宅してもらう。必要時には医師の指示を仰ぎ、入院の手続きを行う。

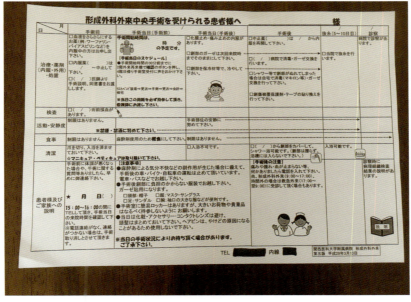

図3 外来手術患者用のクリニカルパス。手術から術後の流れを確認できる。検査の種類や活動・安静度、清潔、説明内容がわかりやすく記載されている。

引用・参考文献
1) 平林慎一ほか."形成外科総論：形成外科の概念".標準形成外科学.第6版.東京,医学書院,2011,8.
2) 平林慎一ほか."外傷".前掲書1).131.

第 2 章

① 熱傷治療

関西医科大学 形成外科
診療講師
日原正勝

教授
楠本健司

第2章 術式別の術中看護マニュアル

1 手術の概要

> **手術 MEMO**
>
> ● **適応疾患**：深達熱傷、熱傷後瘢痕
>
> ● **麻酔の種類**：全身麻酔、局所麻酔
>
> ● **体位**：受傷部位により、あらゆる体位をとり得る
>
> ● **使用器具**：形成外科基本セット、植皮セット、綿花など
>
> ● **要注意トラブル**：広範囲熱傷の場合、術中低体温、呼吸循環不全など
>
> ● **平均手術時間**：2時間程度（範囲による）

植皮術の流れ

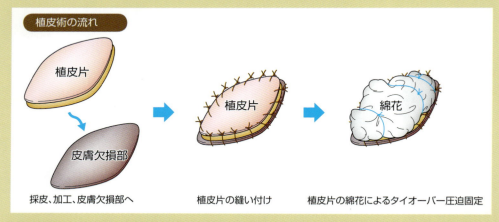

皮膚欠損部に、他の身体部位より切り離した皮膚を貼り付け移植することを植皮術という。

植皮片の厚さによる分類

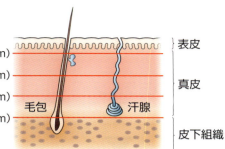

薄目分層植皮（真皮乳頭部まで：0.15～0.25mm）
中間分層植皮（真皮の約1/2まで：0.3～0.4mm）
厚目分層植皮（真皮の約3/4まで：0.6～0.7mm）
全層植皮（真皮の全層まで：0.7～1.0mm）

移植する皮膚の厚みにより、全層植皮術、厚目分層植皮術、中間分層植皮術、薄目分層植皮術に分かれる。移植の目的、移植床の部位などを勘案し、どの厚さの植皮片を用いるかが選択される。

移植植皮片の形状による分類

シート状植皮

メッシュ状植皮

パッチ状植皮

厚さ以外にも植皮片はさまざまな形状に加工され、シート状植皮、メッシュ状植皮、パッチ状植皮などに分類される。

第2章 手術の流れがわかる！ フローチャート

術式別の術中看護マニュアル

1. 植皮部のデザイン
   （デブリードマンの範囲の決定）

   ▼

2. 移植床の準備
   （デブリードマン、創部洗浄、止血など）

   ▼

3. 採皮部のデザインと採皮
   （全層採皮、分層採皮）　ここが山場

   目的とする厚さの植皮片を採取する。ダーマトームの厚さ調整は、器械の経年劣化などにより、示した数値で採取できないこともあるので、採皮中でも適宜調整する。採皮部は、十分止血の後、創傷被覆材で閉鎖する。

   ▼

4. 植皮片の分層化、メッシュ化
   （ドラム式ダーマトーム、メッシュ式ダーマトーム）　ここが山場

   メッシュ化は、高倍率にすればするほど被覆できる面積は大きくなるが、上皮化に日数がかかり、瘢痕拘縮や網目状模様も強く出て整容性で劣る。植皮の目的、移植床の部位などを勘案し、加工方法が決定される。

   ▼

5. 植皮片の縫い付け

   ▼

6. 植皮片の圧迫固定　ここが山場

   いったん体から切り離し貼り付けた植皮片に、新たに血流が再開し安定するには、通常3～7日間の植皮片の安静固定期間が必要とされる。植皮片の安静目的に綿花、ゴムなどで植皮片を圧迫固定する。四肢では、ピンニングやギプス固定を行うこともある。

手術の流れと介助のポイント 3

① 手術進行における留意点、器械出しの注意点

熱傷創の多くは、滲出液を伴った湿潤環境にあり、細菌がきわめて増殖しやすい創部である。そのため術前にどれほど創部の消毒・清浄化処置を行っても、決して清潔術野とはなり得ない。外科医、器械出し看護師はともに常に汚染創に接触しているとの共通認識を持って、手術の要所ごとに適時手袋を取り替えるなどの対応が重要である。植皮部の細菌感染は、植皮生着率を低下させる最大の要因であることは理解しておく。

② 手術の流れ

熱傷に対する外科治療は、患者の重症度、手術時期、再建部位、再建方法等で変わり、それぞれのステージで、デブリードマン（壊死組織除去）や人工真皮貼付、植皮術（全層、分層、シート、メッシュ）や皮弁作成術、培養表皮移植、ときに四肢切断等も行われる。ここではその外科手技の中心となるデブリードマンと植皮術について述べる。

1. 植皮部のデザイン（デブリードマンの範囲の決定）

深達熱傷創では、固着した壊死組織や出血を伴うびらんが混在するが、個々の症例に応じて拘縮を解除しデブリードマンを正確に行うことで、植皮部のデザインが決定される。とくに顔面のような特殊部位の植皮では、植皮の境界線を顔面の皺や髪の生え際などに一致させ、いくつかのパートに分割したエステティックユニットごとに再建することが重要で、手技の邪魔にならないように術前から気管チューブの位置、固定や気管切開チューブ設置位置の配慮も求められる[1]。

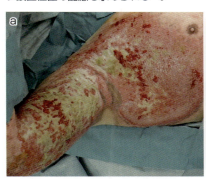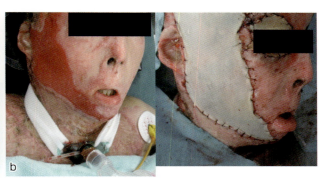

a：腋窩深達熱傷：黄白色の壊死組織が固着しているのと出血を伴うびらんが混在している。
b：顔面深達熱傷：気管切開チューブの設置（左）とエステティックユニットに一致させた植皮術が行われている（右）。

2. 移植床の準備（デブリードマン、創部洗浄、止血など）

● さまざまなデバイスによるデブリードマン手技

デブリードマンは、メス、鋭匙、電気メス、バーサジェット®などのデバイスによって行われる。

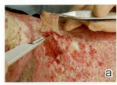
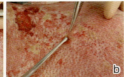
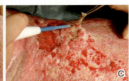
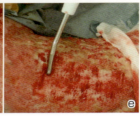

a：メスによるデブリードマン
b：鋭匙によるデブリードマン
c：電気メスによるデブリードマン
d、e：バーサジェット®によるデブリードマン

● 移植床のデブリードマン後の創清浄化と止血

壊死組織の確実な除去と電気メス、バイポーラを用いた正確な止血、生食洗浄による移植床清浄化、エピネフリン添加ガーゼによる補助止血などがきわめて重要で、植皮術の成否を左右する。

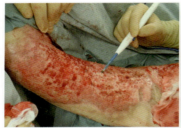
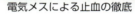
電気メスによる止血の徹底

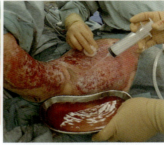
生食洗浄による移植床清浄化

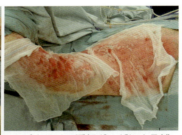
エピネフリン添加ガーゼによる補助止血

● その他のデブリードマン

広範囲熱傷における超早期手術（受傷後48時間以内の手術）などでは、デブリードマンは、筋膜上切除で行う場合もあり、ときに救命的観点から、広い意味でのデブリードマンとして、壊死した四肢の切断術が行われることもある。

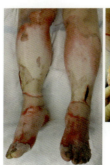
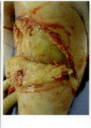
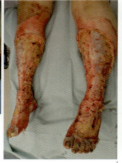
―― 筋膜上切除 ――

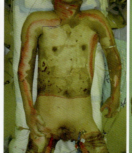
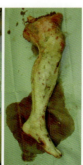
―― 四肢切断 ――

3. 採皮部のデザインと採皮（全層採皮、分層採皮）

鼠径部や下腹部は全層で採取し縫縮可能な代表的採皮部位の一つである。大腿部や背部は広範囲に分層採皮できる部位である。必要な植皮片面積に応じて採取部位を選択する。

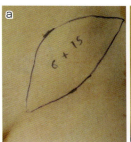
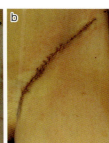
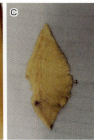

a〜c：鼠径部からの全層採皮
d〜f：大腿部からの直接分層採皮

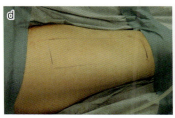
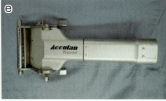

電動式ダーマトーム

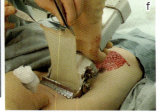

point!
ドラム式ダーマトーム、電動式ダーマトームの厚さ調整は、器械の経年劣化により示した数値で採取できないこともしばしばあるため、採皮をしながら適宜調整する。

●植皮片加工用テーブルの設置

全層で採取した皮膚を薄く分層化したり（ドラム式ダーマトーム）、分層で採取した皮膚をメッシュ化したり（メッシュ式ダーマトーム）するための器械台は別に1台準備し、汚染創を取り扱う術野とは別の隔離された清潔領域として植皮片加工用テーブルを設ける。
皮膚脱脂用ジエチルエーテルは、電気メスが誘因となった着火事故の報告もあり、術野での揮発性液体は密封などしておき使用時のみ適量を使う必要がある。医療安全の観点から、ジエチルエーテルを手術室で使用しない施設もある。

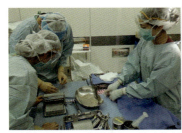

器械台は別に1台準備し、植皮片加工用テーブルとして設置する

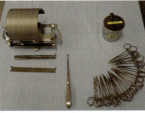

ドラム式ダーマトーム

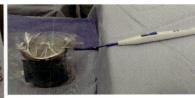

ジエチルエーテルの密封
（電気メスなどの火花による揮発状態への着火に注意）

分層で採取した場合、採皮部は止血完了確認を行い創傷被覆材で被覆する。

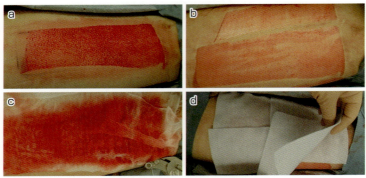

a：分層採皮直後の採皮創
b：エピネフリン添加ガーゼによる補助止血
c：採皮部の止血確認
d：創傷被覆材で被覆

4. 植皮片の分層化、メッシュ化（ドラム式ダーマトーム・メッシュ式ダーマトーム）

移植植皮片は、薄く加工するほど術後の皮膚拘縮や色素沈着が強く出るが、生着しやすくなる。反対に、厚く加工するほど術後の皮膚拘縮や色素沈着は少なくなるが、生着しにくくなる。また、メッシュ化は高倍率にするほど（3倍→6倍→9倍）被覆できる熱傷面積は大きくなるが、網目間の上皮化に時間がかかり、皮膚の瘢痕拘縮や網目状模様も強く出て整容性に劣る。植皮の目的、移植床の部位などを勘案し、加工方法が決定される。

● ドラム式ダーマトームによる採取皮膚片の分層化

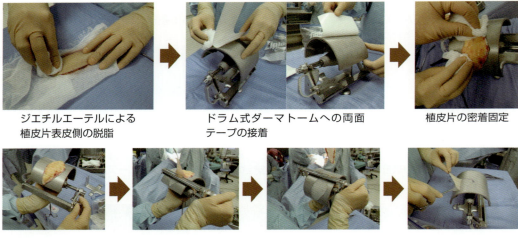

ジエチルエーテルによる植皮片表皮側の脱脂 → ドラム式ダーマトームへの両面テープの接着 → 植皮片の密着固定

 point!
全層で採取された皮膚を分層化する場合は、まずジエチルエーテルによる植皮片表皮側の脱脂を行い、両面テープを接着したドラム式ダーマトームに植皮片の皮膚面を密着固定させ、刃部分を左右に振りながらスライド移動させ、採取皮膚片を分層化し植皮片を得る。

● メッシュ式ダーマトームによる植皮片のメッシュ化

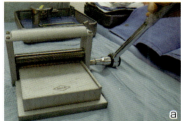
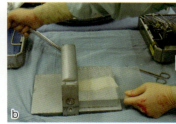
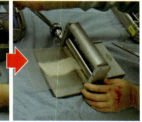
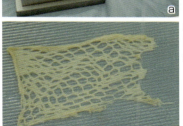

a：メッシュ式ダーマトーム
b：植皮片のメッシュ化
c：3倍にメッシュ化された植皮片

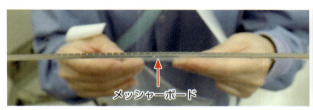
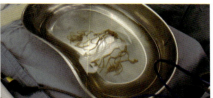

メッシャーボードを裏表反対に置くと、植皮片が素麺状に裁断されてしまうので注意する。

point!
網目状に加工したい場合、シート状に分層採取された皮膚は、メッシュ式ダーマトームを用いてメッシュ化する。

5. 植皮片の縫い付け

皮膚というバリアを失い、露出している時間が長いほど、移植床は感染のリスクが高まる。空気中に曝される時間をできるだけ減らすため、手術時間を短縮することはきわめて重要であり、広範囲熱傷ではナイロン糸ではなくステープラによる固定によって時間短縮が図られる。

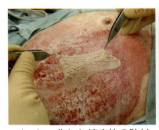
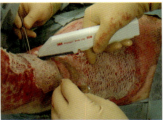
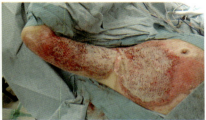

メッシュ化した植皮片の貼付　　移植皮膚片の固定　　　　移植床への植皮片の縫い付け完了
　　　　　　　　　　　　　　（ステープラ使用）

point!
高い生着率のためには、多少の体動でもずれないような、植皮片の強固な密着固定が求められる。超高倍率の薄いメッシュ植皮では裏表の判別がつきにくくなるので、裏表反対に移植しないように注意が必要である。

6. 植皮片の圧迫固定

他の身体部位よりいったん切り離し貼り付けた皮膚に、新たに血流が再開し安定するには通常3〜7日間の植皮片の安静固定期間が必要とされる。

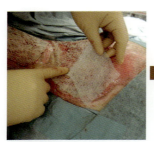
非固着性チュールガーゼなどによる植皮部被覆

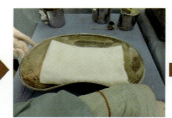

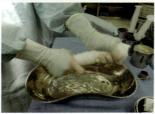
生理食塩水に浸し、十分に絞った湿潤綿花を準備

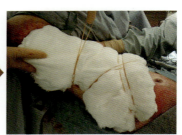
湿潤綿花、ガーゼによる圧迫固定

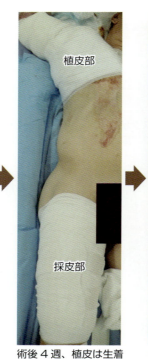
術後4週、植皮は生着

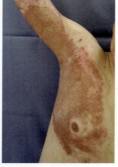
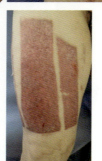
採皮部皮膚の赤みは残存している

point!
植皮片を移植床に完全に密着させ、固定する目的で、一般にタイオーバー固定が行われる。非固着性チュールガーゼなどで被覆した縫い付け植皮片の上に、生理食塩水に浸したのちに十分に絞った湿潤綿花を載せ、乾燥を防ぎ、均一に圧がかかるような圧迫固定を行う。

まとめ 4

① 手術の現状と今後の展開

　急性期の集中治療が確立され、創部局所療法が発展して重症熱傷患者の予後は改善してきている。代用皮膚を用いた熱傷治療の発展は著しく、人工真皮、自家培養表皮ジェイス®の有用性が多数報告され、熱傷に対する植皮手術も変化してきている。自家培養表皮ジェイス®の移植方法では、6倍メッシュ自家植皮を併用し、培養表皮を重ね合わせる方法（ハイブリット型植皮術）が、広範囲熱傷に対する標準的治療方法として本邦ではすでに定着しており、今後は、より多くの施設でこれらの症例を経験することも予想される[2]。

　このような背景から、救命後の身体各所の熱傷後瘢痕拘縮や機能低下に対しても高いレベルでの機能・整容的再建が求められるようになってきている。形成外科が取り扱う熱傷の特殊部位としては、顔面部、手部が挙げられるが、ともに整容的・機能的両面の再建が必須であり、少なくとも同部位に薄目分層メッシュ植皮を置くようなことは避けなければならない。とりわけ、鼻や耳などの突出部位は炎に曝されやすく、質感がより正常皮膚に近い全層シート状植皮の適応であるが、ときに組織欠損に至ることもあり、遊離組織移植を含めた皮弁手術まで必要となることがある。

　また、日常診療でよく遭遇する手部熱傷については、その多くは浅達性Ⅱ度熱傷であるが、深達化した場合は、伸筋腱断裂や末梢循環不全から、高度の不良肢位拘縮をきたすことがある。時期を逸した症例では、合指、ボタンホール変形、母指内転拘縮などを呈し、機能的再建が困難となる。さまざまな制約下のなかでも、深達性手部熱傷は超早期手術を行うことが望ましく、準緊急手術扱いとの共通認識が病院や手術室スタッフにも求められる。

② 看護のポイント

　小範囲を植皮する予定手術ではあまり問題にならないが、広範囲熱傷の早期手術症例では、不安定な循環動態下での手術となり、一定のリスクを伴うことになる。そのなかで周術期の出血、感染や低体温のリスクを軽減するためには、手術時間を短縮することはきわめて重要である。一方で、早期手術は準緊急手術対応とならざるを得ないことも多いため、外科医、手術スタッフなど人的資源が不足することも多い。時間的、物的資源制約下において、広範囲の焼痂切除・植皮術を行うことと感染リスクに配慮した清潔操作とは、トレードオフの関係にあるといえる。

　高揚化した手術場では、術野が複数になると、優先順位の低い指示に看護師が振り回

されて全体の作業効率が低下することがある。複数の外科医からの指示が同時や前後して飛ぶことがあるが、器械出し看護師が優先順位の高い作業から効率よく遂行するためには、事前の万全な物品準備が何よりも重要である。加えて、必要に応じ術中の手術監督者を設置して、手術全体の統括、指示の一元化を導くことができれば、よりスムーズな手術となる。

引用・参考文献
1) 野村正ほか. 顔面の遊離植皮術の適応と実際. ペーパーズ. 120, 2016, 29-37.
2) 日原正勝ほか. 自家培養表皮の使用とその応用. ペーパーズ. 47, 2010, 50-60.

第 **2** 章

② 顔面骨骨折

今井啓道

東北大学 大学院医学系研究科 形成外科学分野
准教授

第2章　術式別の術中看護マニュアル

1 手術の概要

手術 MEMO

●**適応疾患**：顔面骨骨折（頬骨骨折・眼窩底骨折を主に）

●**麻酔の種類**：全身麻酔、気管チューブはレイチューブやスパイラルチューブを用いて患側の対側口角に固定する
上顎骨折や下顎骨折の場合は術中に咬合を合わす必要があるため経口挿管は避け、経鼻挿管あるいはオトガイ下挿管とする

●**体位**：仰臥位・やや頭部後屈

●**使用器具**：ヘッドライト、電気メス、バイポーラ、形成外科基本手術器機セット、脳ベラ（幅 10mm から 25mm 各種）、筋鈎（各種）、骨膜剥離子（各種）、U字型起子（頬骨整復起子）、動力（ドリル）、顔面骨接合用プレートセット、眼球プロテクター（眼窩底骨折時に使用）、アドレナリン含有 1%（あるいは 0.5%）キシロカイン製剤、10,000倍アドレナリン生食希釈液

●**要注意トラブル**：出血、失明、徐脈・心停止（眼窩底骨折の場合）

●**平均手術時間**：90 ～ 180 分（多発顔面骨骨折の場合は長時間に及ぶ）

頬骨骨折は、眼窩下縁、上顎頬骨下陵、頬骨前頭突起、頬骨弓の4カ所が骨折して偏位する。手術では、下眼瞼の切開（睫毛下切開や結膜切開）、眉毛外側切開、口腔前庭切開から頬骨弓以外の3カ所の骨折線を展開、授動・整復した後に骨接合プレートおよびスクリューで固定する。眼窩底骨折の場合は、下眼瞼の切開から骨折部を展開し、上顎洞に逸脱した眼窩内容を眼窩内に還納、骨移植などの再建材料で骨折部を再建する。

手術の流れが分かる！　フローチャート

第2章　②顔面骨骨折

1. 下眼瞼部の切開
   ▼
2. 眼窩下縁・眼窩底の骨折を展開

   ここが山場
   手順8も含めて、眼窩底を操作しているときは、迷走神経反射による徐脈や心停止が起こる可能性がある。モニターの音に注意しておく。

   ▼
3. 頬骨前頭突起部の骨折を展開（場合により眉毛外側の切開を追加）
   ▼
4. 口腔前庭部の切開
   ▼
5. 上顎頬骨下稜部の骨折を展開
   ▼
6. 頬骨の授動・整復

   ここが山場
   授動時に多量の出血を来した事例が報告されている。出血に対する対応を準備しておく

   ▼
7. プレート固定

   ここが山場
   狭い術野で骨折部位を整復位に保持しておくことはたいへん難しい。速やかにドリルやスクリュー（ドライバーにつけておく）を出せるように準備しておく。

   ▼
8. 眼窩内容の還納と眼窩底の再建
   ▼
9. 洗浄・閉創

3 手術の流れと介助のポイント

① 手術進行における留意点、器械出しの注意点

- 動力本体の位置や設定を術者と事前に相談しておく。
- 顔面骨用骨接合プレート・スクリューはチタン製や吸収性の素材など多種存在する。事前に用いる物を確認し、ドリルの必要性やタップの有無を確認しておく。
- 術野は狭く、介助者からはほとんど見ることができないため、手術進行が把握しづらい。流れをあらかじめ押さえておくとともに、術者に確認しながら器械出しを進めていく。
- 操作する骨折部位により術者の立ち位置が変わることがある。それに合わせて、器械出し看護師も、術者の右手（利き手）側につくように移動する。

② 手術の流れ

1. 下眼瞼部の切開

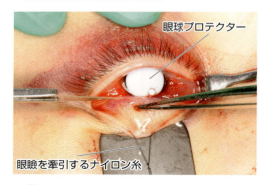

眼球プロテクター

眼瞼を牽引するナイロン糸

術者は患者の頭側に立って始める。すべての切開予定線部皮下と骨膜剝離予定部にアドレナリン含有1％キシロカイン製剤を注射、口腔内を洗浄し、咽頭に生食ガーゼパッキングを行う。
写真は結膜切開を示す。術者の好みによりNo.15メスあるいはNo.11メスにて切開する。メスで切開後に眼科剪刀で切開を展開する。

point!
口腔内洗浄時シリンジに洗浄液を引いておく。吸引嘴管は、最初は太い物を装着、咽頭パッキング後に細い物に変更する。切開前に5-0ナイロンで瞼縁を牽引、あるいは一次的な瞼板縫合を行うことがあるので準備。

2. 眼窩下縁・眼窩底の骨折を展開

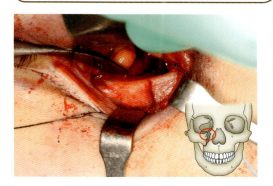

形成外科用剥離剪刀を用いて眼窩下縁に達する。小さめの筋鈎と脳ベラで眼窩下縁を展開し、骨膜をNo.15メスで切開し、骨膜下に剥離をすすめ、眼窩下縁の骨折部を露出する。

point!
幅の異なった脳ベラや、各種骨膜剥離子を準備しておく。また出血に対応するためバイポーラやアドレナリン生食希釈液を浸したガーゼも準備。

3. 頬骨前頭突起部の骨折を展開(場合により眉毛外側の切開を追加)

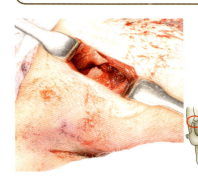

眉毛外側の切開を追加、あるいは下眼瞼の切開を外側に延長し骨膜下の剥離をすすめ、骨折線を露出する。

point!
狭い術野に合わせた小さな筋鈎を各種準備。

4. 口腔前庭部の切開

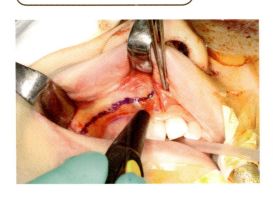

術者の立ち位置を患者の右側に変更。
助手が口唇を筋鈎で展開し、No.15メス、あるいはコロラドニードル®を装着した電気メスにて粘膜切開を行う。上顎骨に達するまで切開する。

point!
術者の立ち位置変更に合わせ位置を変更する。展開に合わせた深めの筋鈎を準備。

5. 上顎頬骨下稜部の骨折を展開

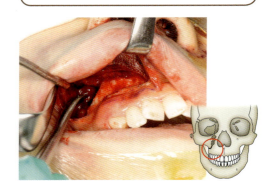

骨膜剥離子で骨膜下に剥離しながら、徐々に深い筋鉤で展開し、骨折部を露出する。下眼窩神経を同定し、損傷の有無を確認する。

 point!
各種骨膜剥離子や深めの各種筋鉤を準備。出血に対応するためバイポーラやアドレナリン生食希釈液を浸したガーゼも準備。

6. 頬骨の授動・整復

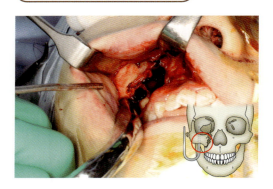

U字型起子を頬骨尾側より側頭窩に挿入し、頬骨の授動・整復を行う。

 point!
授動時の出血に対応するためアドレナリン生食希釈液を浸したガーゼを準備。整復操作中に、次に用いるドリル先の装着やプレート関連の器機を準備しておく。

7. プレート固定（セルフタップスクリューの場合）

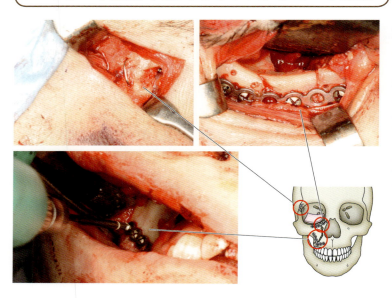

頬骨前頭突起部にドリルで孔を開け、チタンワイヤーで骨折部を締結する。次に、眼窩下縁をプレート固定する。骨折部に合わせプレートを選び成形し、U字型起子やフックなどで骨片の整復位を保持しつつ、プレートを固定していく。固定はドリルで下孔、そこにスクリュー留置を繰り返す。最後に、上顎頬骨下陵部を同様にプレートで固定する。

point!
ドリル使用時は水をかけながら行うため、シリンジに留置針外筒をつけ準備。ドリルを術者に渡し、下孔を開けている間に、術者が指示したスクリューをドライバーに装着する。ドリルと交換にスクリュー付きのドライバーを渡す。これをスムーズに繰り返す。

8. 眼窩内容の還納と眼窩底の再建

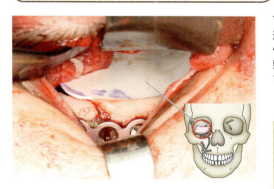

下眼瞼の切開から上顎洞に逸脱した眼窩内容を眼窩に還納する。脳ベラなどで眼窩内容を保持しつつ、移植骨や人工材料を眼窩欠損部に合わせ成形し、眼窩底に敷く。再建材料を吸収糸やプレートで眼窩下縁に固定することもある。

point!
術者の移動に合わせ立ち位置を変更。各種脳ベラを準備。また人工材料での再建の場合は、それを準備する。

9. 洗浄・閉創

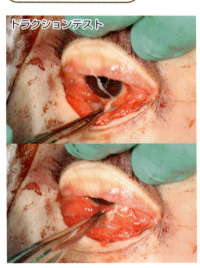
トラクションテスト

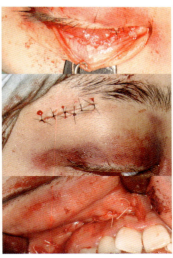

各切開部位それぞれを十分量の生理食塩水で洗浄した後に縫合閉創する。口腔内の切開は吸収糸で一層縫合、眉毛外側の切開は、真皮縫合と皮膚縫合を行う。下眼瞼の切開は、縫合前に鑷子で球結膜上から下直筋を把持し、眼球を上転させ抵抗がないか確認する（トラクションテスト）。抵抗があれば眼窩底を再度確認し、下直筋の引っかかりを解除する。抵抗のないことを確認し、骨膜縫合・皮膚あるいは結膜縫合を行う。

point!
温生食など洗浄の準備。創閉鎖に関して、各種の縫合糸を用いるため、術者に確認し準備する。最後に、咽頭パッキングガーゼが除去されたか、しっかり確認する。

まとめ

① 手術の現状と今後の展開

- 顔面骨骨折の手術では、顔面骨の全貌を直視下におくことはできない。そのため、現状では、複数の部分的術野から整復位を想定して手術を行っている。
- 今後、超音波検査器や術中CT撮影の導入によって、より正確な整復位の確認が行われる傾向にある。

② 看護のポイント

●術前
- 外傷による緊急手術であるため、合併損傷や既往症に注意して看護すると同時に、情報を収集する。

●術中
- 不慮の出血や、眼窩底操作時の徐脈・心停止に対応できるよう準備しておく。

●術後
- 手術内容によって、術後食に硬さの制限があるので確認しておく。
- 眼瞼周囲の手術部は腫脹が著しいため、術後48時間ほどは冷却が指示されることがある。
- 上顎骨や下顎骨骨折の場合は、術後気道浮腫による気道閉塞の報告があるため、注意が必要である。

③ 看護師への要望

●器械出し看護師への要望

スクリューをいかにスムーズに出せるかがこの手術の最大の肝。不安定な骨折部を整復位に保ち続けるのは術者にとって容易ではない。焦らず、しかしスムーズに、スクリューをドライバーに装着し渡してほしい。スクリューを2つ留めると骨片は安定するため、はじめの2つは特にスムーズに欲しいところである。ここが留まれば、後は術者も笑顔で対応できる。

●外回り看護師への要望

ドリルなどの動力のセッティングや、プレートなどの準備は重要。特にプレート・スクリューは、製品によっては、外回りから術野に一つ一つ出す物品がある。スムーズに出せるように準備するとともに、間違えないように術者にしっかり確認してほしい。

④ 合併症・トラブル時の対応

　失明が最大の合併症である。眼球への過度の圧迫は要注意であり、徐脈が生じたときは、速やかに操作を中断することが必要となる。また、術中 CT あるいは術直後の CT によって眼窩内を確認し、問題があれば迅速に再手術を行う場合がある。確認まで手術機器を清潔なまま保持しておく。

第 2 章

③口蓋形成術（口蓋裂）

長浜赤十字病院 形成外科
部長
河合勝也

第2章 1 手術の概要

術式別の術中看護マニュアル

手術MEMO

- **適応疾患**：口蓋形成術（唇顎口蓋裂、硬軟口蓋裂、軟口蓋裂、粘膜下口蓋裂など）

- **麻酔の種類**：全身麻酔、気管チューブ（レイチューブまたはスパイラルチューブ）は下顎正中固定

- **体位**：懸垂頭位（頸部過伸展は頸椎損傷に注意）

- **使用器具**：開口器（ディングマンなど各種あり）、M型口蓋裂ラスパトリー、七浦式粘膜剥離子、鳥居式粘膜剥離子、マッカンドー鑷子、高圧注射器、No.15, 11, 12メス、バイポーラ、一般的形成外科手術器具など

- **要注意トラブル**：術中・術後出血、開口器による換気障害、術後舌浮腫による気道閉塞、口角部損傷、歯牙損傷（幼児期）など

- **平均手術時間**：1時間半〜2時間（開口器装着は基本的に2時間以内）

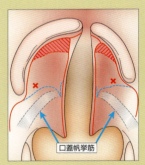

歯槽堤の内側から口蓋裂縁に沿って口蓋垂まで切開を加える。硬口蓋から一部粘膜弁を含む（斜線部）粘骨膜弁を挙上し、大口蓋血管神経束（×印）を露出する。軟口蓋を後方に延長するため、血管茎を周囲組織から剥離することで粘骨膜弁に可動性を得る。次に軟口蓋の筋肉上で剥離をすすめ、口蓋帆挙筋を露出する。

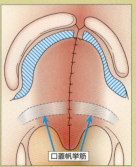

鼻腔側粘膜の閉鎖後、口蓋帆挙筋の異常付着部を切離し鼻腔側粘膜から剥離する。左右の筋体を正中に引き寄せ縫合し、筋肉を正常位置に戻す。必要に応じて鼻腔側粘膜の延長を行い（Z形成術など）、左右の粘骨膜弁を縫合して口腔側粘膜を閉鎖する。軟口蓋の延長に伴い生じる硬口蓋前外側の粘膜欠損部（斜線部）の処置を行う。

手術の流れがわかる！ フローチャート ②

第2章 ③口蓋形成術（口蓋裂）

1. ルートの確保、挿管

▼

2. 開口器の装着、体位の調整（懸垂頭位）

ここが山場

開口器のブレードによる気管チューブの圧迫や舌の過圧迫に注意。軟口蓋が水平になるまで頸部を後屈させるため、できるだけ体に負担の少ないよう肩枕の挿入に留意し、頭側にずり落ちないよう体位を保持・固定する。

▼

3. 消毒、ドレーピング、機器のスタンバイ

▼

4. 切開線のマーキング、局所麻酔

▼

5. 粘膜切開、粘骨膜弁の挙上

ここが山場

硬口蓋粘膜および骨膜、さらに軟口蓋の筋肉から粘骨膜弁を剥離挙上するため、じわじわ出血する。局所麻酔を浸したタンポンガーゼを用いて止血を行う。粘骨膜弁の可動性を得るため大口蓋神経血管束を露出、延長する。

▼

6. 口蓋帆挙筋の異常付着部の切離、鼻腔側粘膜から筋体の剥離

▼

7. 筋肉索の再建（挙筋の短縮縫合）

ここが山場
口蓋裂手術でいちばん重要となる筋肉の再建である。左右に分かれている口蓋帆挙筋の筋体を正中に引き寄せて短縮し、緊張をかけて縫合する。筋肉が一塊として正常に働くよう機能的再建を行う。

8. 鼻腔側・口腔側粘膜の延長、閉鎖

9. 硬口蓋前外側粘膜欠損部への粘膜移植、固定

10. 開口器の除去、抜管

ここが山場
咽頭腔に貯留した血液が気管に流入しないように、吸引管は抜管するまで残しておく。開口器の除去とともに気管チューブを抜去しないよう注意する。

手術の流れと介助のポイント

① 手術進行における留意点、器械出しの注意点

　主に1歳前後の乳幼児が手術対象となるため口腔内が狭く、術者以外は良好な視野が確保できない。また少しの出血でも命取りになりかねないため、術者も術野から目が離せない。手術の手順を理解し、今どういう操作をしているのかを判断して手術器具の受け渡しを行うことが、限られた時間内で手術を終了するためには重要となる。

② 手術の流れ

1. 挿管、開口器装着、体位の調整

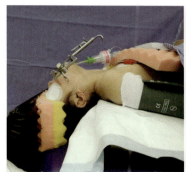
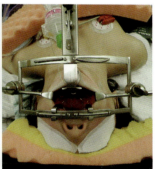

手術は全身麻酔下で行う。体位は懸垂頭位とし、肩枕挿入や手術台のヘッドダウンを行い、口蓋平面が水平となる位置で固定する。挿管チューブは下顎正中固定とし、開口器を装着する。

point!
後頭部や背中が浮かないよう、肩枕やバスタオルを用いて体位を調整する。さらに挿管チューブホルダーやソフトナースを用いて頭側へのずれ、圧迫を予防する。開口器装着後、挿管チューブ圧迫による換気障害に注意する。

2. 手術配置、機器のスタンバイ

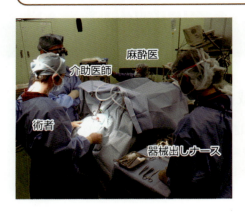

麻酔器は左下、頭側に術者、左あるいは右に介助医師、右上に器械出し看護師の体制が基本的な配置である。使用する機械・器具のチェックを行う。

point!
器械台の配置、器械・器具の確認および前もって使用する物品を準備しておく。手術が始まると術者は術野から目を離せないため、頻繁に使用する器具は術者の近くに配備しておく。

3. デザイン、局所麻酔、切開

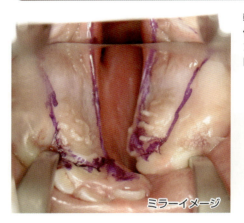

ミラーイメージ

軟口蓋延長に伴い粘膜欠損を生じると予測される硬口蓋前外側部（p.80 上図の赤斜線部）は、骨膜温存部としてデザインする。斜線部粘膜下、斜線部以遠の硬口蓋骨膜下および軟口蓋筋肉上に局所麻酔を行う。口蓋垂裂縁粘膜は切除する。

point!
術中出血を最小限に抑えるため、局所麻酔は倍希釈したエピネフリン入りキシロカインを用意する。骨膜下への注入のため高圧注射器を準備する。切除した粘膜は後の移植材料として生食ガーゼで保管しておく。

4. 粘骨膜弁挙上

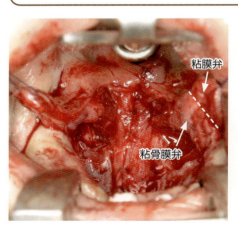

粘膜弁
粘骨膜弁

硬口蓋前方部は粘膜弁として挙上した後、骨膜に切開を加え硬口蓋後端まで骨膜下で一気に剥離を進める。さらに軟口蓋筋肉上を剥離し、硬口蓋後端外側に存在する大口蓋神経血管束を茎とする粘膜骨膜弁を挙上する。

point!
粘膜骨膜弁の挙上に必要なメス、形成剪刀および骨膜剥離子の使い分けに対応する。粘骨膜弁の保持のため、ナイロン糸およびモスキートを準備する。止血のための局所麻酔を浸したタンポンガーゼも準備しておく。

5. 筋肉索再建

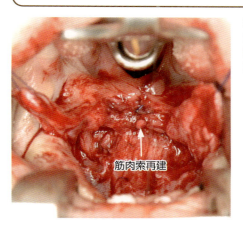

硬口蓋後端に異常付着した口蓋筋群をNo.15メスで口蓋骨から切離し、メスと剥離子を用いて丁寧に鼻腔側粘膜から剥離する。左右の口蓋筋群を後方へ移動し、正中で縫合して筋肉索（muscle sling）を作成する。

筋肉索再建

6. 軟口蓋後方移動

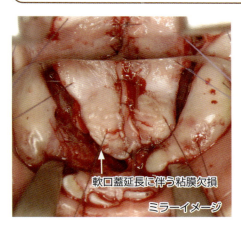

粘骨膜弁を後方に移動して縫合し、軟口蓋口腔側の延長を行う（矢印）。必要に応じて、軟口蓋の鼻腔側粘膜の閉鎖の際、硬口蓋後端後方の鼻腔側粘膜に1辺約1cmのZ形成術を行い、軟口蓋鼻腔側の延長を行う。

軟口蓋延長に伴う粘膜欠損
ミラーイメージ

7. 硬口蓋粘膜欠損部への粘膜移植および固定

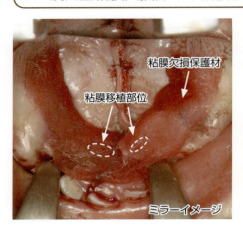

口蓋前外側粘膜欠損部に採取しておいた粘膜を移植する。患者家族の使用同意が得られれば、フィブリン糊で固定する。さらに酸吸収性組織補強材やコラーゲン吸収性局所止血材を貼付し補強する。

point!
ガーゼ、特にタンポンガーゼの枚数を確認する。フィブリン糊の溶解には時間がかかるため、術者に確認し、使用する場合にはあらかじめ準備を始めておく。粘膜移植および固定に必要な材料も準備しておく。

8. 開口器の除去、抜管、退室

気管チューブが抜けないよう開口器を除去する。

point!
約2時間の開口による口角部の挫傷および腫脹に注意し、口角部にステロイド軟膏を塗布する。抜管前に器械、針およびメス刃のカウントを行っておく。抜管後には、舌浮腫や歯牙損傷（幼児期）の確認を行う。

まとめ 4

① 手術の現状と今後の展開

　口蓋裂手術には本章で紹介した push back 法[1] 以外にも種々の方法がある[2,3]。それぞれメリット・デメリットがあるため、各施設で工夫を加えた術式が行われている。手術時期は言語発達との兼ね合いもあるが、基本的には1歳前後から1歳半である。しかし、粘膜下口蓋裂など外観上口蓋裂がわからない場合は、鼻咽腔閉鎖機能不全が明らかになる幼児期に手術を行う場合もある。手術の目的は、ただ裂を閉鎖するだけではなく機能的再建が求められる。すなわち、走行異常を呈する口蓋帆挙筋を正常位置に戻すことで鼻咽腔閉鎖機能を回復させるとともに、軟口蓋の発育が抑制された症例には、軟口蓋の延長も行われる。乳幼児期での手術のため、成長とともに上顎の発育抑制が生じる。抑制を最小限にとどめ、正常に近い発育を獲得できるよう術式の改良が行われてきており、今後の課題である。

② 看護のポイント

●術前
- 乳幼児であるため、入室時の患児や家族への心配りを怠らない。
- 入室後、開口器装着による歯牙損傷のチェックを行う（幼児期）。
- 体位を保持するための肩枕やバスタオル、ウレタンフォームを適切に使用する。

●術中
- 口腔内の手術であり、術野の出血は吸引での対応となるため、ガーゼ＋吸引による出血量の管理を行う。
- 小さな粘膜を採取するため、取り扱いに注意する。
- 口腔内のガーゼ置き忘れは気道閉塞につながるため、終了前にはガーゼカウントを行う。

●術後
- 開口器抜去時に口角部損傷および歯牙損傷（幼児期）を確認する。
- 長時間の舌の圧迫による術後浮腫の可能性を考え、舌の色調等チェックを行う。
- 鼻咽腔の出血・血腫の貯留があると覚醒後に誤嚥や気道閉塞の原因となるため、吸引は最後まで残しておく。

③ 看護師への要望

●器械出し看護師への要望

術野が狭いため、手術操作を見ながらの介助は不可能である。そのため手術の流れを把握しておき、次に何を求められるかを考えて、術者が求める手術器具を的確に素早く手渡すことができれば、手術時間の短縮すなわち術後合併症のリスク軽減にもつながる。

●外回り看護師への要望

フィブリン糊の溶解など時間を要する場合、術者の指示のタイミングにもよるが、あらかじめ準備をすすめられれば、無駄な待ち時間もなく円滑に手術が進行する。

手術終了から気管チューブ抜管までの間に出血等の可能性もあるため、麻酔科の吸引器に切り替わるまでの間、常に吸引が使えるよう最低限必要な器具は最後まで残しておく。

④ 合併症・トラブル時の対応

術後重篤な合併症は気道閉塞である。術中は懸垂頭位のため、鼻咽腔に貯留していた凝血塊あるいはフィブリン糊が、体位を戻すことで気管内に流れ込むと、抜管後に気道閉塞が起こりうる。術後出血が確認されれば、再挿管を行い止血処置が必要となる場合もある。そのため、術中・術後出血に気を配り、抜管前には十分鼻咽腔の吸引を行う。鼻腔からの吸引は、手術部位である鼻腔側粘膜を傷つける恐れがあるため、慎重に行わなければならない。さらに舌腫脹が起こると再挿管が困難となるため、抜管後も注意して観察を行うことも重要である。

引用・参考文献
1) 河合勝也. Pushback 法による口蓋裂初回形成術：コツと中長期的観点での工夫. ペパーズ. 96, 2014, 43-52.
2) 宇田川晃一. Furlow 法による口蓋裂初回形成術：コツと中長期観点からの私の工夫. ペパーズ. 96, 2014, 12-8.
3) 士佐泰祥ほか. Two-flap 変法による初回口蓋形成術：コツと工夫. ペパーズ. 96, 2014, 26-34.

第2章

④ 耳介形成術（小耳症）

札幌医科大学 形成外科
助教
須貝明日香
教授
四ツ柳高敏

第2章 1 手術の概要

術式別の術中看護マニュアル

手術 MEMO

- **適応疾患**：小耳症
- **麻酔の種類**：全身麻酔
- **体位**：仰臥位。円座枕と肩枕を使用する
- **使用器具**：一般的な形成外科手術に用いられる器械、吸引管、電気メス、バイポーラ。肋軟骨採取側には、ヘッドライト、筋鉤各種、ディスポーザブル開創器を加える。肋軟骨の細工には、彫刻刀を使用する
- **要注意トラブル**：胸膜損傷（肋軟骨採取時）
- **平均手術時間**：4〜6時間

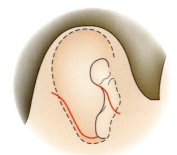 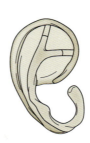 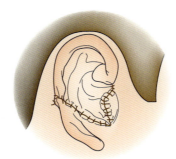

術前のデザイン
皮下剥離の範囲：点線内
皮切ライン：赤線

左図の点線内に
細工した肋軟骨を挿入

手術終了後

対側耳介の形態や大きさ、位置などを参考に耳介を作成する部位を決定し、皮下を剥離する。遺残耳介の一部は、切開移動して耳垂として利用する。肋軟骨を採取し、耳介の形態に細工した後に、皮下剥離を行った部分に移植する。

手術の流れがわかる！ フローチャート 2

第2章 ④耳介形成術（小耳症）

耳介形成側

1. 体位の調整（円座枕と肩枕を挿入）、耳介周囲の毛髪をまとめる

2. ドレーピング、皮膚切開線デザイン、局所麻酔

3. 皮膚切開、皮下剝離、遺残軟骨摘出、耳垂の位置の設定

ここが山場
皮膚の血行を考えながら、耳介作成予定部位の皮下剝離を行う。剝離する範囲としては、耳介作成予定部位をわずかに超える範囲とする。

4. 肋軟骨の細工

ここが山場
基本的に第Ⅵ～Ⅸ肋軟骨のうち、3本ないし4本を使用する。あらかじめ作成しておいた肋軟骨フレームに合わせて肋軟骨を彫刻刀やメスで削り、それぞれワイヤーで固定して強度を確保する。

5. 細工した肋軟骨を皮下に移植

6. 創部洗浄、閉創

7. ドレッシング

肋軟骨採取側

1. 麻酔器の位置は患者の左下とし、体位を調整（両上肢を閉じる）

2. ドレーピング、皮膚切開線デザイン、局所麻酔

3. 皮膚切開、皮下剥離、筋層下にディスポーザブル開創器の挿入

4. 肋軟骨採取

ここが山場
肋軟骨膜を丁寧に剥離し、肋軟骨を採取する。胸膜損傷の恐れがあるため、特に肋軟骨後面の剥離には注意を要する。

5. 止血、リークテスト

6. 肋軟骨の余りを胸部皮下にバンキング

7. 閉創

手術の流れと介助のポイント 3

第2章

④耳介形成術（小耳症）

① 手術進行における留意点、器械出しの注意点

　耳介形成側と肋軟骨採取側に分かれて同時に手術が進行していくため、両術野に対応する必要がある。また、手術部位が近接しているため、器械台などの配置に気を配り、それぞれの術者の動きを妨げないことも重要である。電気メスとバイポーラは、耳介形成側と肋軟骨採取側でそれぞれ同時に使用できるようにセッティングを行う。

② 手術の流れ

1. 手術室入室前の準備

作成する耳介の正しい位置を術中に判断するのは難しいため、術前に対側耳介を参考に型を作り、型を当てながら耳介作成部位決定してマーキングする。
型は手術時にも使用するため滅菌しておく。耳介周囲 1 ～ 2cm 程度の剃髪を行う。

2. 麻酔

小児の場合には、挿管後に傍脊椎ブロックを行う。成人の場合には、挿管前に硬膜外麻酔を行う。
体位の保持・患者のバイタルサインの観察が重要である。
＊傍脊椎ブロック：胸部脊椎の椎体上にカテーテルの先を留置して局所麻酔薬を投与することで、複数の肋間神経を同時にブロックすることができる。

3. 体位

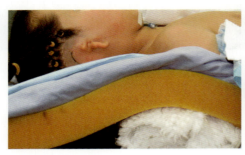
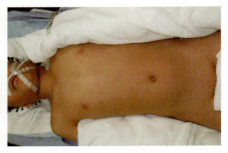

仰臥位で円座枕を使用し、肩枕を挿入する。胸部の両側に肋軟骨採取を行う者とその助手が立つため、両上肢は閉じておく。剃髪された部分の周囲の毛髪を、術野にかからないよう、輪ゴムでまとめておく。
挿管チューブと蛇管が皮膚に直接当たらないように注意する。蛇管を固定する際には、頭位変換を考え、余裕を持たせて固定する。

4. 配置

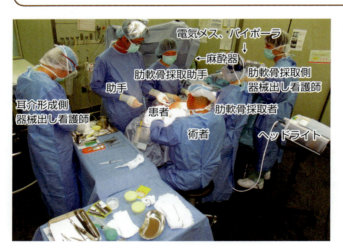

麻酔器は患者の左下に配置する。心電図モニターなどのコードや点滴などのチューブ類をまとめておく。

5. ドレーピング

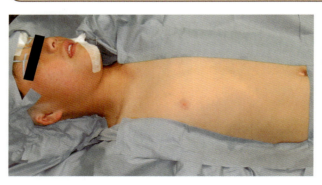

バランスを見るために対側耳介も露出させるため、顔面から両耳介周囲までの消毒を行い、覆布をかける。
肋軟骨採取側は、胸骨剣状突起から臍部までを露出できるよう、消毒を行い、覆布をかける。

6. デザイン

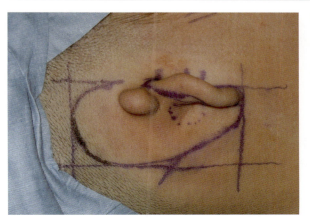

耳介前面になるべく皮膚の余裕を作るために、遺残耳介の前面は下方を耳垂として利用し、遺残耳介後面から側頭部にかけてW字型の切開をおく。皮下茎となる範囲を点線で囲って示した。

7. 剥離

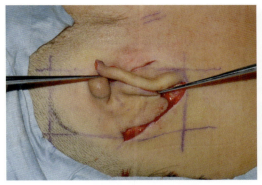 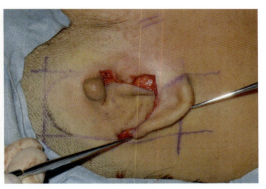

No.15メスで皮膚切開を行い、剥離剪刀を用いて、皮下血管網を損傷せずに脂肪は付けない深さで愛護的に皮下の剥離を行う。剥離の範囲は耳介作成予定部位をわずかに超える程度とする。
耳甲介に相当する部分は剥離を行わず、皮下茎として温存する。遺残耳介前面の皮膚は、耳垂として利用するため後下方に移動する。遺残軟骨はくせが強く利用することが難しいため、完全に切除する。

8. 肋軟骨採取

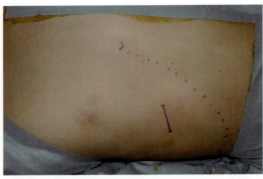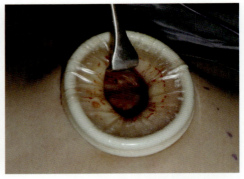

胸骨剣状突起と肋骨弓の下縁から等距離になる位置を中心として、3cmの横切開もしくは内側をやや頭側に向けた斜めの切開とする（写真左）。皮膚、皮下組織を切開し、腹直筋と外腹斜筋の境界の筋膜を3cmほど切開する。直下に肋軟骨を確認することができる。肋軟骨膜上を電気メスで剥離し、ディスポーザブル開創器を挿入する（写真右）。肋軟骨膜の切開、剥離を行い、肋軟骨を摘出する。

 point!
術野の深さに合わせた筋鉤を手渡せるように、準備をしておく。

9. 肋軟骨細工

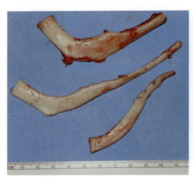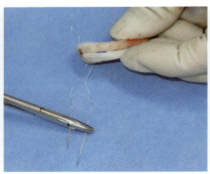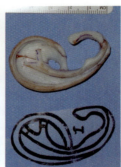

あらかじめ作成した型を参考に、No.11メスと彫刻刀を用いて採取した肋軟骨を耳介の形態に細工する。それぞれの肋軟骨は、5-0ステンレスワイヤーを用いて連結する。

 point!
ワイヤーは両端針になっており、針の紛失に注意する。

10. 肋軟骨フレームの移植

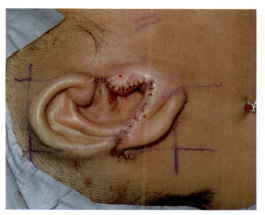

完成した肋軟骨フレームを、剝離した皮下に移植する。周囲組織に数針固定する。肋軟骨の露出を認めることなく創縁がしっかり密着するよう、皮膚の縫合は丁寧に行う。舟状窩部分に持続吸引ドレーンを挿入する。皮膚のゆがみは、術後10日程度経過し血流が安定した後に局所麻酔下に切除する。

11. 肋軟骨採取部の閉創

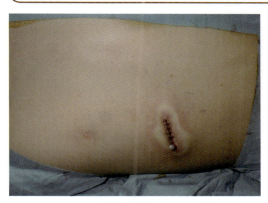

止血を確認する。胸骨付着部や肋骨との連結部に近い部分は出血しやすい部分であるため、肋軟骨採取後に20万倍ボスミンを浸したガーゼを挿入し、圧迫止血を行っている。その後、リークテストで問題ないことを確認した後に、肋軟骨膜、筋膜の縫合を行う。肋軟骨フレーム作成の際の余剰肋軟骨は、耳介挙上時に利用するため、胸部皮下にバンキングを行う。ペンローズドレーンを挿入し、皮膚を縫合する。

＊リークテスト：胸膜損傷がないことを確認する方法。ディスポーザブル開創器を持ち上げ、腹直筋・外腹斜筋下のスペースに生理食塩水を満たす。麻酔科医に20〜30cmH₂Oの陽圧をかけるよう依頼し、気泡が上がってこないことを確認する。

point!
圧迫止血の際に胸部皮下にガーゼが挿入されるため、閉創前に必ず抜去されていることを確認する。

12. ドレッシング

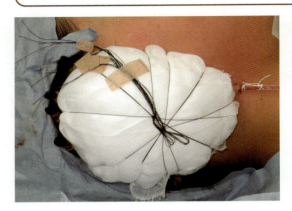

耳介周囲に8針程度縫合糸をかけ、切らずに長く伸ばしておく。耳介の凹部分のスペースを埋めるように軟膏つきガーゼを挿入し、脱脂綿を層状に載せ、タイオーバー法の要領で、対になる縫合糸を結んで脱脂綿を固定する。

まとめ 4

第2章

④耳介形成術（小耳症）

① 手術の現状と今後の展開

　耳介は最も形成が困難な部位の一つであり、施設によって完成度が大きく異なることから、一部の施設で集中的に行われているのが現状である。手術時期に関しては統一された見解はないが、肋軟骨に十分な強度があり、立体的な肋軟骨フレームを作成することが可能な年齢として、11歳以降が望ましいと考える。耳介形成は基本的には2回の手術で完成となり、初回の肋軟骨移植術から半年以上間をあけて、耳介挙上術を行っている。本稿では定型的な耳垂型小耳症に対する手術方法について述べたが、小耳症には多くのバリエーションがあり、個々に適切な術式を選択する必要がある。近年、他施設にて形成された耳介の作り直しを希望する患者も増えてきているが、すでに再建材料に乏しく治療に苦慮することが多いため、この初回の耳介形成術の結果が重要である。

② 看護のポイント

- 小児は手術に対して強い不安を抱いている場合が多く、なるべく緊張を緩和できるような雰囲気作りが重要である。
- 肋軟骨採取部の疼痛管理が、術後の回復に大きく影響する。当院では、成人の症例には硬膜外麻酔を併用し、小児の症例には傍脊椎にカテーテルを留置して持続浸潤麻酔を行っている。麻酔時の体勢の保持やカテーテル留置後の固定には十分に注意を払う。
- 耳介形成側と肋軟骨採取側でそれぞれ同時に手術が進行していくため、両術野に対応できるよう気を配る必要がある。
- 耳介を手術操作する場合には、患側耳介の視野をよくするために、頭位を変換する。しかし長時間その姿勢が保持されると環軸椎亜脱臼を引き起こすことがあるため、耳介を操作しない時間帯には正中位に戻しておく。

③ 看護師への要望

●器械出し看護師への要望

　どの手術にも言えることだが、どのような術式なのかあらかじめ理解しておき、術中は術者の動きをよく観察し、必要な器械を適切なタイミングで手渡す準備をすることが望ましい。特に肋軟骨採取側は術野が非常に狭くまた奥深いため、術者以外が術野を見るのが困難であるが、術者の目線から術野の深さを予測できるとよい。採取した肋軟骨

は、絶対に落とす・紛失することがないよう、保管方法には細心の注意を払う。当院では肋軟骨の乾燥を防ぐために硬めに絞った生食ガーゼに包んで保管している。また感染予防の概念からも、術者以外がむやみに触れることは避けるべきである。

● **外回り看護師への要望**

術前のセッティングが非常に大切である。ドレープをかけやすいように毛髪をまとめる、コード類をきちんとまとめるなど、何気ないことの積み重ねが手術の進行をスムーズにする。手術部位が近接していること、必要物品が多いことから、それぞれの術者の動きを妨げないように機材などを配置することが望ましい。術後は、麻酔のチューブと持続陰圧ドレーンがきちんとテープで固定されているか確認する。

④ 合併症・トラブル対応時の対応

肋軟骨採取時の合併症としての胸膜損傷の報告がある。肋軟骨周囲の軟骨膜の剥離を丁寧に行えば、まず心配ない。

術後感染もまれに起こるが、感染兆候が見受けられた際には躊躇なく全身麻酔下に徹底的な洗浄を行うことで、移植した肋軟骨フレームを救済できている。

また、まれに術後環軸椎亜脱臼を認めることがある。頸椎変形を伴う患者もいるため、術前に患者の頭部を左右に動かし、回旋の状況を確認する必要がある。術中、頸部過回旋にならないよう注意し、肋軟骨細工時など耳介を操作しない時間帯には正面位に戻す。術後、患者に回旋時痛がないかを確認する。

引用・参考文献
1) Yotsuyanagi, T. et al. A new technique for harvesting costal cartilage with minimum sacrifice at the donor site. JPRAS. 59 (4), 2006, 352-9.
2) 三上誠ほか. 小耳症におけるドレッシングの工夫. 日本形成外科学会会誌. 29 (5), 2009, 302-6.
3) 四ツ柳高敏ほか. 当科における耳垂型小耳症に対する基本術式. 形成外科. 54 (3), 2011, 235-42.

第2章

⑤ 多指症手術
（骨・腱を含む）

東京慈恵会医科大学 形成外科学講座
教授 松浦愼太郎

主任教授 宮脇剛司

第2章 1 手術の概要

術式別の術中看護マニュアル

> **手術 MEMO**
>
> ●**適応疾患**：母指多指症、小指列多指症など
>
> ●**麻酔の種類**：全身麻酔
>
> ●**体位**：仰臥位
>
> ●**使用器具**：手外科基本セット、バイポーラ、タニケットとエスマルヒ、骨固定のための鋼線（K-wire や C-wire など）とパワーツール、骨切り用の平ノミ（3〜5mm 幅の薄刃ノミ）、二分併合法[1]を行う場合は爪床縫合のためマイクロサージャリー用の器械
>
> ●**要注意トラブル**：止血帯加圧時間が 90 分を超えると、血行・神経障害発生の可能性がある
>
> ●**平均手術時間**：簡単な多指症は 30 分、骨・腱の処置を必要とする例では 60〜90 分

Wassel 分類[2]

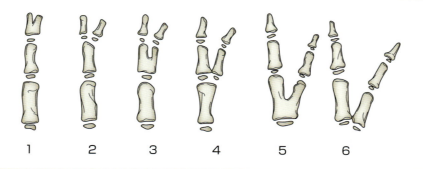

左母指多指症　日本手外科学会分類Ⅳ型

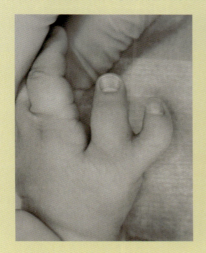
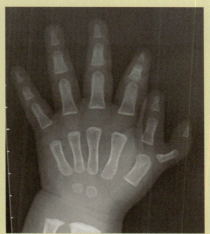

多指症は、痕跡的な突起状のものから、完全な指の形態を示すものまでさまざまな形態を示す。母指多指症は最も多く、右側、男児に多い。中央列・小指列多指症はまれで少ない。
Wassel 分類は、単純 X 線写真から母指多指症の分岐部位によってⅠ〜Ⅵ型に分類した。さらに、ぶらぶら母指はⅦ型浮遊型、単純 X 線像で分岐部位の判定が困難な場合はⅧ型とした（日本手外科学会分類）。

⑤多指症手術（骨・腱を含む）

第2章 手術の流れがわかる！ フローチャート

術式別の術中看護マニュアル

1. タニケット装着

▼

2. 皮膚切開のためのデザイン

ここが山場
皮膚ペンを用い皮膚切開のためのデザインを行う。単純X線写真像での分類について前述したが、実際は、爪の形、皮膚軟部組織のボリューム、骨アライメントなど1人として同じ先天異常はない。皮膚切開のデザインは非常に重要な手術の1手技である。

▼

3. 皮膚切開

▼

4. 過剰指の切除

ここが山場
過剰指（多くは橈側指）の爪甲、指（Ⅳ型の場合は、末節骨と基節骨となる）は、皮膚軟部組織を残して切除する。MP関節では、関節包や関節軟骨の処置を必要とする場合が多い。屈筋腱、伸筋腱の走行を確認し、適切な処置を行う。

▼

5. 母指対立筋の剝離・温存

ここが山場
橈側過剰母指に付着する母指対立筋（主に短母指外転筋）は、基節骨付着部から第1中手骨骨幹部中央付近までメスなどを用いて鋭的に剝離を行う。

▼

6. 関節周囲の処置

関節軟骨の傾斜がある場合は、メスを用い軟骨を削る。第1中手骨頭の橈側骨軟骨をメスやリュエールを用い丁寧に削る。MP関節の側方動揺性を残さないため関節包の縫合固定、鋼線を用いMP関節を一次固定する。

7. 短母指外転筋の固定

剥離・温存した短母指外転筋腱は、尺側母指の基節骨橈背側や伸筋腱に縫合し固定する。腱の固定は、術後の母指対立運動を左右する重要な手技である。

8. 皮膚縫合

ガーゼを用いたBulky dressing、綿包帯を巻き上腕から指尖までギプスシーネを用い外固定する。母指対立位の保持は、術直後のみならずガーゼ・包帯固定を用いた外固定でも継続する。

9. 外固定

⑤多指症手術（骨・腱を含む）

第2章

OPE NURSING 2017 臨時増刊　107

第2章 3 手術の流れと介助のポイント

① 手術進行における留意点、器械出しの注意点

- 小児の皮膚は柔らかく薄いため、器具の圧迫などで皮膚障害が生じないように注意する（タニケットなど）。
- 患肢の止血帯加圧時間は最大90分間であるため、器械や骨固定材、針糸の準備を手術の進行に合わせ早めに準備する。

② 手術の流れ

1. 手術の準備

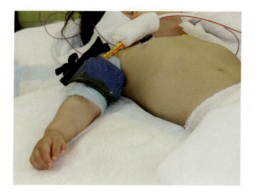

ドレープや器具による皮膚障害に注意する。

point!
上腕部に綿包帯を巻いてタニケットを装着する。伸縮性のあるドレープの場合は皮膚の締め付けがないことを確認する。初回手術例は1歳前後であるため、タニケットのチューブと接合部間にガーゼなど巻いて皮膚障害を防止する。

2. 皮膚切開のためのデザイン

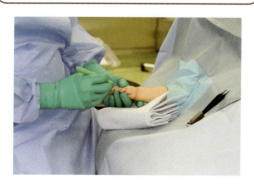

消毒、ドレーピングが終了すると皮膚切開のデザインのため皮膚ペンを用意する。皮膚軟部組織や骨アライメントが定型的でない症例では、デザインに時間を要する場合がある。

point!
デザインは重要な手術の1手技である。書き直す場合も多いため、デザイン線を消すためハイポアルコール小綿球を用意する。

3. 皮膚切開

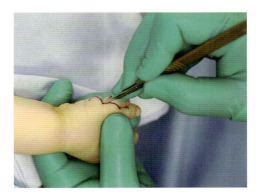

No.15メスを用い皮膚を切開する。その後、バイポーラを用い丁寧に止血する。止血操作は術後の瘢痕を最小限とする重要な手技である。

point!
皮膚切開は必ずしもデザインしたラインを最初から全て切開するとは限らない。指骨の分岐状態、筋腱の展開などのため術中に変更することも少なくない。術者の手を観察し、すぐに皮膚ペンを用意できるよう準備する。

4. 過剰指の切除

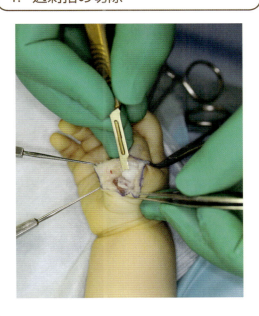

橈側過剰母指は皮膚軟部組織を残して切除する。腱の走行を確認し、関節軟骨などを適切に処置する。

point!
骨軟骨の処置にメス、リューエル、鋭匙鉗子を用いる。橈側・尺側母指の爪床・爪母、末節骨を合わせる二分併合法を行う場合、骨接合のための鋼線や爪床を縫合する吸収糸、マイクロサージャリー器具を準備する。

5. 母指対立筋の剥離・温存

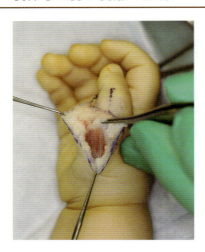

橈側過剰母指に付着する短母指外転筋を、基節骨基部から第1中手骨骨幹部骨膜上まで鋭的に剥離・挙上する。

point!
短母指外転筋の剥離・挙上は、術後の対立運動再建のため重要な過程である。筋肉の剥離のため皮膚切開を延長する可能性がある。

6. 関節周囲の処置

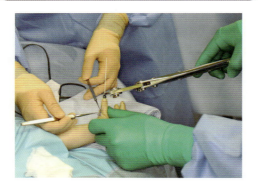

関節軟骨は、メスなどを用い調整する。MP関節包、側副靱帯の縫合固定、鋼線を用い、MP関節を伸展位に一次固定する。

point!
径0.7mmC-wireを用い、関節の一次固定をする。鋼線を切るためのピンカッターを準備する。鋼線の尖端に装着するピンボールは、ガーゼなどへの鋼線の引っかかりが防止でき有用である。

7. 短母指外転筋の固定

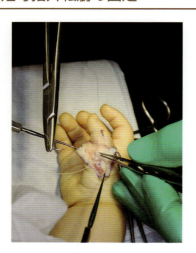

短母指外転筋腱を基節骨背側面へ縫合し固定する。腱の固定は、術後の母指対立運動を左右する重要な手技である。

point!
腱の縫合位置の決定は経験を要するが、すぐに縫合が可能なように、形成強弯針に4-0ナイロン糸を通し準備する。

8. 皮膚縫合

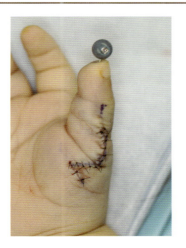

皮膚縫合は、6-0ナイロン糸を用いる。余剰皮膚の切除は、メスや形成剪刀直を使用する。術後に生じた瘢痕拘縮は、母指の変形の原因となるため丁寧な縫合が求められる。

9. 外固定

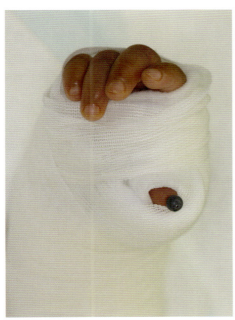

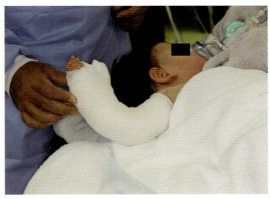

上肢の先天異常の術後固定は、ギプスシーネを用い、原則的に上腕から指尖まで固定する。

point!
母指指尖部の色調をチェックする。ガーゼや包帯固定が強いと指尖部色が悪くなる。回復室においても指尖部皮膚色の観察を継続する。

まとめ

① 手術の現状と今後の展開

　母指多指症に代表される多指症手術の目的は、過剰母指を切除し新しい母指を再建することである。多指症手術は、単純に過剰指を切除するだけの手術ではなく、特に母指多指症では、機能性と整容性を兼ね備えた新しい母指を再建する手術であるということを認識してほしい。

　われわれは、患児の成長が終了するまで、外来において経過観察を行う。すべての四肢先天異常例の手術に共通していることであるが、特に初回手術時、術者は患児の手の成長を考え、皮膚切開のデザインや骨軟骨の処置を行っていることを理解してほしい。

② 器械出し看護師への要望

　母指多指症では、皮膚、爪、指骨、筋腱の状態は症例により異なり、多彩な外観を呈する。皮膚切開線や骨の処置、筋腱の処置などは各症例により異なる。手術は止血帯加圧時間が最大90分であるため、器械や針糸の準備などが円滑に行われることを要望する。

③ 合併症・トラブル時の対応

　小児四肢先天異常例では、周術期に大きな合併症が生じる可能性は低い。術後から回復室までの間、患肢挙上、ガーゼの圧迫、包帯の圧迫による指の血行障害や、ギプスシーネによる皮膚障害の有無を観察することが重要である。

引用・参考文献
1) 松浦愼太郎. 母指多指症：二分併合手術について. ペパーズ. 103, 2015, 14-23.
2) 松浦愼太郎. "手足先天異常の治療". TEXT形成外科学. 改訂3版. 波利井清紀ほか監修. 東京, 南山堂, 2017, 235-44.

第2章

⑥切断指再接着術

大津赤十字病院 形成外科・皮膚科
部長
石河利広

1 手術の概要

第2章 術式別の術中看護マニュアル

手術 MEMO

●適応疾患：指末節切断は、基節部などの中枢部切断と異なり腱損傷が少ないため、生着すれば関節可動域および知覚回復が良好で、爪も温存されることから機能的、整容的に良好な結果を期待できる。したがって、指長の温存を希望する症例には適応される。

：手部、母指、多数指、小児は適応度が高いとされる。

：切断指が全体に圧挫されている高度挫滅例、腱、血管、神経などが引き抜かれた重度の引き抜き損傷例は適応にならない。切断指の損傷状態による適応の最終判断は、手術室で顕微鏡下に血管が吻合可能か否か確認した後に行われることも多い。

：切断指再接着術は、それ以外の治療法である切断端を短縮し閉鎖する断端形成術等に比べると治療期間、休業期間は長くなる。早期の職場復帰を希望する症例には適応とならない。

：患者の年齢、性別、職業、切断指再接着術の希望度、加えて手指の整容面、機能面、精神面について十分考慮し適応を決定する。

●麻酔の種類：基本的には伝達麻酔だが、小児や多数指の場合は適宜全身麻酔を選択する。また、長時間手術のため伝達麻酔に鎮静薬投与を併用する場合が多い。

●体位：仰臥位

●使用器具：手台（できればX線透視対応のもの）、ターニケット、X線透視装置、形成外科基本器具、バイポーラ止血器、骨接合用器具（リューエル、キルシュナー鋼線、ワイヤーカッター、ラジオペンチ、パワーツール等）、腱縫合用器具（腱鑷子、腱鉗子等）、顕微鏡、血管吻合、神経縫合に用いるマイクロサージャリー器具（鑷子、剪刀、血管クリップ等）

●要注意トラブル：出血（抗凝固療法を行いながら長時間手術を行っていると、予想以上に出血量が増加していることがある）。鎮静による舌根沈下、呼吸抑制、中途半端な鎮静による不穏。マイクロ用針付き糸の紛失（非常に小さいので紛失すると発見は困難である）。

●平均手術時間：指1本当たり4〜5時間

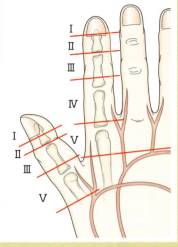

切断指の分類 玉井の分類

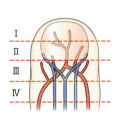

動　脈	静　脈
極めて困難（掌側中央）	極めて困難（掌側側方～側正中）
困難（同上）	困難（同上）
容易（掌側指動脈）	困難（掌側側方～背側側方）
容易（同上）	容易（背側皮下静脈）

指末節切断の石川 subzone 分類と血管吻合の目安

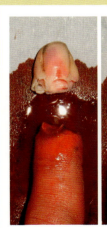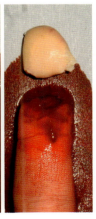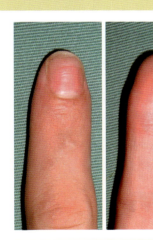

　　　術前所見　　　　　　　　６カ月後所見

第2章

⑥切断指再接着術

第2章 手術の流れがわかる！ フローチャート

術式別の術中看護マニュアル

1. 上肢伝達麻酔・鎮静薬投与
   ▼
2. 創部の洗浄・ブラッシング
   ▼
3. 消毒・ドレーピング
   ▼
4. デブリードマン・マーキング

   ここが山場
   顕微鏡下に切断指末梢側、中枢側の動脈や神経を探しておく。損傷が強く吻合に適した動脈がない場合は、切断指再接着術は中止し、断端形成術等に術式変更する。

   ▼
5. 骨接合

   ここが山場
   粉砕が強い場合は、骨接合に難渋する。

   ▼
6. 腱縫合

   ここが山場
   切断指再接着術の律速段階。動脈を再建できなければすべては無効となる。長時間になると術者も疲れてくる。

   ▼
7. 血管吻合・神経縫合

   ここが山場
   油断大敵。きつい皮膚縫合やドレッシングで、指の血行が阻害されることもある。

   ▼
8. 皮膚縫合・ドレッシング

手術の流れと介助のポイント

① 手術進行における留意点、器械出しの注意点

- 入室時に救急外来や病棟より持ち込まれているはずの切断指を確認して、冷蔵庫に保管しておく。
- 切断指の保存方法は、患者の移送中は乾燥しないように生食ガーゼに包んだ状態でビニール袋に入れ、それを氷水に漬けておく。手術室では、術野に出すまでは、生食ガーゼに包んだ状態でビニール袋に入れたものを冷蔵庫に入れておく。
- 切断指再接着術を予定していても、吻合可能な血管がない場合は術式が変更になることもある。
- 血管吻合、神経縫合に用いるマイクロ用の器械は繊細で傷つきやすいので、器械台をその他のものと分けたほうがよい。
- 10-0 や 11-0 のマイクロ用針付き糸は、マイクロ用持針器でも強く把持すると曲がってしまう。取り扱いは術者にしてもらうほうがよい。また、非常に小さく紛失しやすいので、針を戻すときは、生食ガーゼに針を置くようにして戻し、そのままガーゼにはさんで、マイクロ用針付き糸専用の箱に入れておく。

② 手術の流れ

1. 上肢伝達麻酔・鎮静薬投与

モニター装着後、上肢伝達麻酔（腋窩神経ブロックや腕神経叢ブロック）を行う。近年は、超音波ガイド下に上肢伝達麻酔をすることが多い。局所麻酔薬は、ロピバカイン塩酸塩等長時間作用型の麻酔薬を 20～30mL 使用する。長時間手術なので鎮静下に手術を行うことが多い。ミダゾラム、デクスメデトミジン塩酸塩等を使用する。

point!
伝達麻酔時には、薬液の注入を看護師に手伝ってもらうことが多い。ブロック針と延長チューブにより接続した注射器を操作する。医師の指示により注射器に陰圧をかけて、ブロック針が血管内に入っていないかどうか、逆血がないことを確認してから指示量の薬液を注入する。

point!
鎮静剤投与により舌根沈下、呼吸抑制により酸素飽和度が低下した場合、まずは枕を外し、肩枕を入れて頭部後屈、項部挙上とし、気道を確保する。それでも酸素飽和度が改善しない場合は、マスクや経鼻チューブにより酸素を投与する。

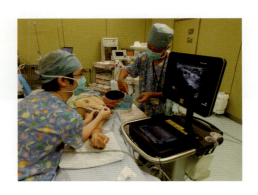

伝達麻酔をする医師は、左手に超音波診断装置のプローブ、右手にブロック針を持っている。超音波診断装置により、神経、血管の位置を確認し、ブロック針を誘導する。もう1人が伝達麻酔を行っている医師の指示のもとにブロック針に延長チューブで接続した注射器を操作して麻酔薬液を注入する。

2. 創部の洗浄・ブラッシング

ポビドンヨード石鹸液等を用いて洗浄する。ブラッシングは血管を損傷する可能性があるため創部には行わない。出血が多い場合は、ターニケットを使用する。

3. 消毒・ドレーピング

10％ポビドンヨードで上肢を消毒し、滅菌ストッキネットで被覆する。上肢用ドレープを用いる場合が多い。その他に顕微鏡用カバー、X線透視装置用カバーを使用するが、術式が変更される場合もあるので、使用するタイミングについては執刀医と相談する。

4. デブリードマン・マーキング

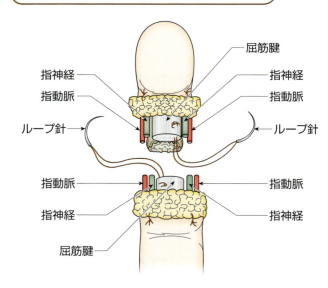

希釈した10％ポビドンヨード液等で、末梢側の切断指を洗浄する。中枢側および末梢側の切断端を顕微鏡下に観察し、異物や傷んだ組織を取り除く。特に末節部切断では、骨接合後では術野が狭くなり断端が確認しづらくなるので、骨接合に先立ち中枢側、末梢側で動脈、神経を同定し剥離しておく。それらを見失わないように10-0針付きナイロン糸にてマーキングをしておく。この時点で、組織の損傷が強く、吻合・縫合に適した血管や神経が存在しない場合は、切断指再接着術が適応できずに断端形成術等に術式が変更となる場合もある。中節部や基節部切断の場合は、骨接合後に屈筋腱を引き出していると骨接合部に負荷がかかるので、骨接合後にスムーズに腱縫合が出来るように、屈筋腱の末梢端、中枢端にも腱縫合用のループ針等を掛けておく。

5. 骨接合

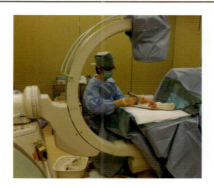

骨折を整復し、キルシュナー鋼線による内固定を行う。巻きワイヤーを追加して骨内鋼線締結法を行うこともある。X線透視装置により整復位を確認する。

6. 腱縫合

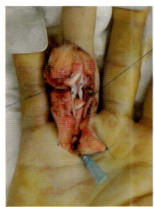 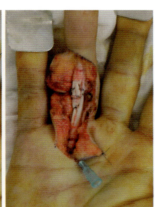

伸筋腱は、切断されたレベル、損傷の程度により4-0、5-0ループ針や4-0, 5-0, 6-0ナイロン糸を用いて水平マットレス縫合法、8の字縫合法で縫合する。屈筋腱は、4-0、5-0ループ針を用いて津下法等で縫合することが多い。屈筋腱縫合時に、屈筋腱中枢端が中枢に引き込まれないように、手掌MP関節部で、腱鞘を貫いて23G注射針を屈筋腱に刺入し、屈筋腱と腱鞘とを一時的に固定する。

屈筋腱縫合術（切断指ではないが縫合方法は同じである）

屈筋腱の中枢端が筋肉に引っ張られて引き込まれるのを防ぐために、23G針で屈筋腱を腱鞘に固定している。屈筋腱の末梢端、中枢端に4-0ループ針をかけている

縫合を完了したところ

7. 血管吻合・神経縫合

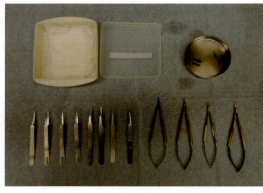

マイクロ用器械

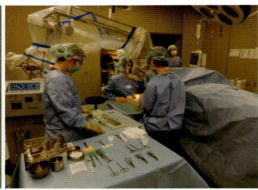

顕微鏡下手術レイアウト

再び顕微鏡下の手術となる。動脈を吻合する。動脈の内腔をヘパリン加生理食塩水で洗い流し、内膜の状態を確認する。内膜損傷がなく中枢端よりの良好な血流が得られるまで、中枢側に動脈を新鮮化する。動脈の攣縮を疑う場合は、パパベリン塩酸塩液や局所麻酔用の1％または2％キシロカイン注射液を散布する。動脈の強度の挫滅や欠損により、直接に動脈断端どうしを吻合できない場合には、母指球部や前腕掌側より皮下静脈を採取して、動脈欠損部に移植し動脈を再建する。ダブルクリップにより、吻合する動脈の末梢端と中枢端を把持する。10-0または11-0ナイロン糸を用いて吻合する。吻合を終え、クリップを外して血行を再開させる前に、ヘパリン3,000単位程度を静脈内投与することもある。

できれば両側の指神経を縫合する。ダブルクリップにより、縫合する神経の末梢端と中枢端を把持する。9-0もしくは10-0ナイロン糸を用いて神経上膜を縫合する。挫滅や欠損により、断端どうしを直接縫合できないときは、中節部より中枢側では自家神経（前腕皮神経、後骨間神経終末枝）、人工神経（ナーブリッジ®）を移植して指神経を再建する。

静脈を吻合する。末節部では掌側、DIP関節より中枢部では背側に吻合に適した静脈が存在する。10-0または11-0ナイロン糸を用いて吻合する。末節の細い静脈ではダブルクリップが使用できずにシングルクリップやクリップなしで吻合することもある。動脈と同様、断端どうしが吻合できない場合は、静脈移植を行う。

point!

マイクロ用器械は、いずれも微細な構造で、先端部分は破損しやすいので丁寧な取り扱いが求められる。特に鑷子の先端部分は破損しやすいので注意が必要である。鑷子は膿盆等にわずかに当たっただけでも先端が曲がってしまう。

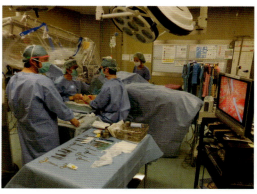

実際の術野は見えないが、顕微鏡に接続したモニターを見ながら器械を出すタイミングをはかる

point!
術中、鑷子や持針器に血餅がこびりついていると操作に支障が生じるので、適宜拭き取る。

point!
ヘパリン加生理食塩水は、500mL生理食塩水にヘパリン2,000単位を加えたものを用意しておく。パパベリン塩酸塩注射液40mg1アンプル（1mL）を10mLに希釈しておく。いずれも、術野では10mL注射器に充填し、ヒーロン針や24Gの静脈留置針の外套管をつけて使用する。

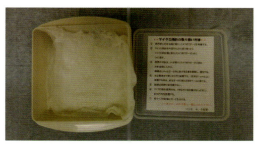

マイクロ用針付き糸用の箱（通称、お針箱）とその取り扱い方法の説明書を滅菌パックしている

マイクロ用針付き糸の取り扱い方法
・使用前にお針箱（通称）と濡らした4つ折りガーゼを準備する。
・マイクロ用針を外回り看護師から受け取ったら、マイクロ持針器とともに医師に渡す。
　※マイクロ用針は、小さくて曲がりやすいので、医師が自らマイクロ用持針器で取り出す。
・使用中の針は、医師がお針箱の中の濡らした4つ折りガーゼに戻し、看護師がガーゼ内に針が戻ったことを確認し、挟んで箱の蓋をする。
・糸は、最後まで使い切らずに破棄する（目安1cm以上）。糸がほとんどなくなると、針をはじいて飛んでしまうことがある。
・針を捨てるときは、ガーゼに挟んだままペールに捨てる。
・医師は術野に針を置かない。
・マイクロ用針使用中は、できるだけ目を離さず、針の行方を把握する。
・針のサイズごとにガーゼを分ける。1枚のガーゼには、針は1本のみ。

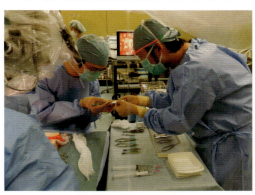

最初にマイクロ用針を渡すところ

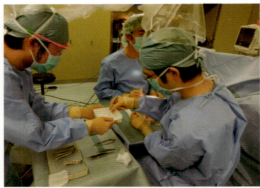

いったん、マイクロ用針を返すところ

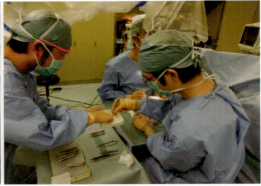

マイクロ用針が持針器などに付着して失われないように、術者がガーゼに針を置くとき、糸の部分を押さえてガーゼにとどまるようにしてもよい

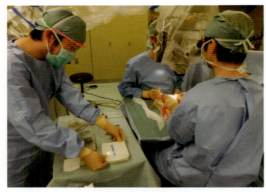

お針箱の蓋をしておく

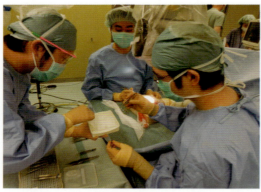
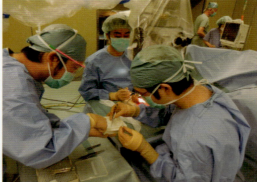

再びマイクロ用針を渡すときは、たたんであったガーゼを開いて、術者にマイクロ用針を取ってもらう

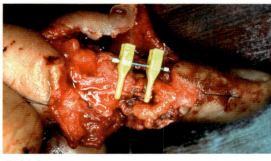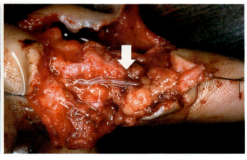

動脈吻合
(左) 指動脈末梢端、中枢端を血管クリップで把持　(右) 指動脈吻合 (矢印)

8. 皮膚縫合とドレッシング

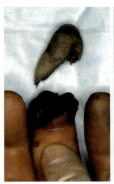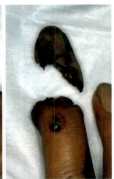

左中指末節部切断

皮膚を 5-0 や 6-0 ナイロン糸を用いて疎に縫合する。血管吻合部付近では、吻合部を傷害しないように顕微鏡下に縫合する。皮膚に余裕がない場合は、無理に縫合すると血管を圧迫し血行を阻害するので、手掌や前腕より皮膚を採取し植皮を行う。
軟膏ガーゼやシリコンガーゼ等の非固着性ガーゼを創部に貼付する。たくさんの裁きガーゼを全指間に当てて、いわゆる bulky dressing を行う。さらに前腕から手部までのギブスまたはシーネ固定を行う。

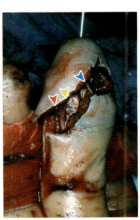

動脈吻合 (赤矢頭)
神経吻合 (黄矢頭)
静脈吻合 (青矢頭)

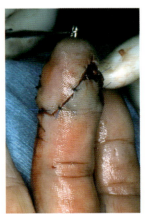

皮膚を疎に縫合

第2章　術式別の術中看護マニュアル

4　まとめ

① 手術の現状と今後の展望

　形成外科は，頭頸部顔面から四肢、躯幹に渡る先天異常から外傷、腫瘍と扱う疾患が広く多彩であり、それぞれの施設によって扱う疾患はかなり異なる。切断指再接着術を行っているのは、形成外科のなかでは手外科を扱っている施設が主である。日本手外科学会の調査によると、学会認定施設408施設（形成外科または整形外科）のうち、2015年1月から12月の1年間で、切断四肢再接着術（保険請求術式名は切断四肢再接合術（指））を行った施設は165施設、その内、年間1〜5件が106施設、6〜10件が27施設、11件以上が32施設であった。もちろん手外科認定施設以外でも切断四肢再接着術を施行している可能性はあるが、それほど多くないものと推測される。いずれにしてもそれほど多くの施設で行われている手術ではない。一方、高度救命救急センターを標榜できる条件として、通常の救急医療に加え、広範囲熱傷、肢指切断、急性中毒等の特殊疾患患者に対応できることという条件がある。全国に36施設ある高度救命救急センターを併設している病院においては必須の手術である。

　指切断の多くが仕事中のけが、つまり労働災害によるものである。近年、労働環境の改善、機械の安全装置の改良等により労働災害は減少しつつある。少なくとも、今後増加してくるような手術ではない。しかし、当院においてもこの10年程度、症例数は年間24例程度で増減なく推移しており、なくなることはなさそうである。切断指再接着術に対する知識と技術の継承は重要であろう。

② 看護のポイント

　全例緊急手術である。手術室入室時は、まだ受傷後数時間であることが多く、患者は、まだ気が動転している状態で不安が強い場合も多い。

　伝達麻酔の手術であっても鎮静下の長時間手術となるので、局所の圧迫による褥瘡や神経麻痺の予防は全身麻酔の手術に準じて行ったほうがよい。

　鎮静に伴う気道閉塞、呼吸抑制の出現に注意する。デクスメデトミジン塩酸塩（プレセデックス®）を使用している場合は、高率に徐脈を呈する。しかし、アトロピン硫酸塩を投与するほどの徐脈になることはまれである。

　伝達麻酔下の手術では、ブロックの効き具合にもよるが、ターニケットの使用時間が長くなってくるとターニケットペインが生じ、鎮静下では患者が不穏になることがある。ターニケットペインについては、ターニケットを解除するしかない。

　術中より抗凝固療法を開始している場合、長時間の手術でもあり、出血量が意外と多くなっていることがある。局所で使用するヘパリン加生理食塩水も混じるので、正確な

量の把握は難しいが、特にターニケット解除後は出血量が増えるので注意する。

出室時のベッド移動時には、まだ伝達麻酔が効いているため患肢は麻痺しており、まったく力が入らない場合が多いので、患肢の取り扱いには注意する。

③ 器械出し看護師への要望

血管吻合、神経縫合となると直接に術野は見えにくいが、顕微鏡に接続したモニターを見て、タイミングを見計らいマイクロ用の器械を渡す。

④ 合併症・トラブル時の対応

病棟に帰室後は、術後1週間まで3時間ごとの血流チェックを行う。動脈閉塞による虚血、静脈閉塞による鬱血が生じたときには緊急手術を行い血栓除去術を行う。

引用・参考文献
1) Tamai, S. Twenty years' experience of limb replantation：review of 293 upper extremity replants. J Hand Surg Am. 7 (6), 1982, 549-56.
2) 石川浩三ほか. 手指末節切断に対する新しい区分法（Zone 分類）：血管吻合の適応とその限界レベルについて. 日本マイクロサージャリー学会誌. 3, 1990, 54-62.

第2章

⑦足趾切断術

新須磨病院 形成外科・創傷治療センター
医長
辻 依子

1 手術の概要

手術 MEMO

- **適応疾患**：足趾壊死、潰瘍
- **麻酔の種類**：局所麻酔、全身麻酔、神経ブロック
- **体位**：仰臥位
- **使用器具**：No.15 メス、鑷子（アドソン有鉤、形成用微小有鉤）、剪刀（メッチェン曲）形成用筋鉤、二双鉤、モスキート鉗子（曲）、リュエル鉗子、ボーンソー、骨やすり、持針器
- **要注意トラブル**：出血
- **平均手術時間**：30～90分

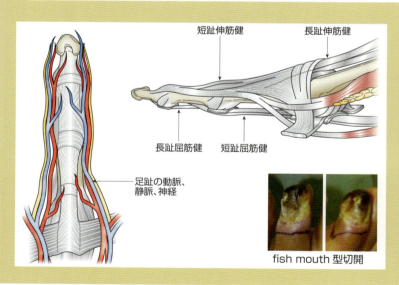

足趾切断においては、腱、骨の処理が重要である。皮膚切開は、潰瘍や壊死組織を含んだfish mouth型切開を選択することが多い。

fish mouth 型切開

手術の流れがわかる！　フローチャート

第2章　⑦足趾切断術

1. 各種モニターの設置

↓

2. 体位　　【ここが山場】足が手術ベッドの下端にくるよう位置を調節する。

↓

3. 消毒

↓

4. 麻酔　　【ここが山場】足趾にエピネフリン入りの局所麻酔剤の使用は禁忌である。

↓

5. 皮膚切開

↓

6. 腱の処理

↓

7. 壊死部の離断

↓

8. 骨断端部の処理　　【ここが山場】患者の不快感が強いため、外回りの看護師は必ず声かけする。

↓

9. 創部の洗浄

↓

10. 皮膚の縫合

第2章　術式別の術中看護マニュアル

3 手術の流れと介助のポイント

① 手術進行における留意点、器械出しの注意点

　足趾壊死を発症する患者は、狭心症などの心血管系疾患などを合併していることが多いため、血圧の変動や心電図変化に気をつける。また抗血栓薬（抗凝固薬、抗血小板薬）を内服していることが多いため、術中に止血困難な出血を認めることがある。10万倍ボスミン液に浸したガーゼなどで圧迫止血できるように、あらかじめ10万倍ボスミン液を準備しておく。

　Oberst麻酔後、患部の除痛が得られるまで10分程度かかることがあるため、優先的にOberst麻酔を行うことができるよう、1%メピバカイン塩酸塩をシリンジに吸い準備しておく。麻酔後、器械を整えたり、電気メスや吸引管をセッティングする。

② 手術の流れ

1. 各種モニターの設置

血液透析患者の場合、シャント肢を入室時に必ず確認し、動脈の拍動やシャント音の程度を確認する。シャント肢と対側の上肢に末梢静脈ルートを確保し、血圧計のカフも必ずシャント肢と対側の上肢に巻く。血圧計と末梢静脈ルートが同側肢となるため、末梢ルートに逆流防止弁を付ける。シャント肢を手術台あるいは手台に固定する必要があれば、シャント部から中枢は圧迫しないよう気をつける。

point!
ペースメーカー類を留置している患者であれば、電気メスの使用の可否を必ず医師に確認する。

2. 体位

足が手術ベッドの下端にくるよう位置を調節する。股関節や膝関節の拘縮があれば、クッションなどを用いて体位が安定するように調整する。足関節から膝関節までをクッションで持ち上げ、踵部を除圧する。さまざまな形のクッションを準備しておく。

3. 局所麻酔

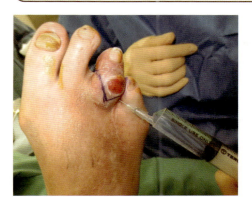

1％メピバカイン塩酸塩を用いる。通常、中足趾関節の基部に局注するOberst伝達麻酔を行うことが多い。末梢循環障害を防ぐため、エピネフリン入りの麻酔薬は禁忌である。

point!
器械出し看護師は、1％メピバカイン塩酸塩を最初に準備しておく。

4. 消毒

創部を消毒するときに疼痛を訴えることがあるため、消毒前に局所麻酔を施行することもある。

point!
術野が患者から見えないように、L字型離被架を患者の胸の上あたりにつけ、覆布をかける。

5. 皮膚切開

皮膚切開線をデザインし、No.15メスで皮膚を切開する。

point!
皮膚を切開すると、すぐに静脈を止血する必要があるため、皮膚切開前に電気メスを準備しておく。

6. 腱の処理

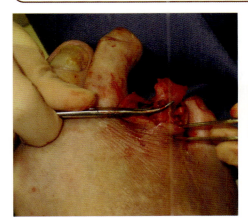

腱は、モスキート鉗子で剥離して遠位側に牽引し、できるだけ中枢側で、剪刀を用いて切断する。

point!
モスキート鉗子には、切断した腱が付着した状態で術者から返ってくるので、すぐに拭き取る。

7. 壊死部の離断

骨はリュエル鉗子で切除する。背側と屈側の皮膚が緊張なく縫合可能となる程度まで、骨を短くする。

point!
リュエル鉗子に切除した骨組織が付着するため、しっかり拭き取る。

8. 骨断端部の処理

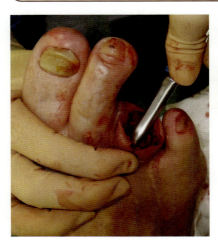

リュエル鉗子で切除した骨断端部は棘状となっているため、骨やすりでなめらかにする。

point!
外回りの看護師は、骨を削るため不快感があることを患者に声かけする。

9. 創部の洗浄

膿盆などの上に足を置き、生理食塩水で洗浄する。創部だけでなく、他の趾や趾間部もしっかり洗浄する。

point!
末梢血管は冷感刺激により攣縮を起こしやすいため、洗浄液は冷たくないものを使用する。

10. 皮膚の縫合

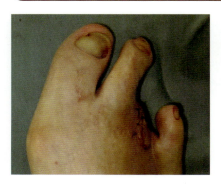

縫合前にしっかり止血する。ナイロン糸で皮膚を縫合する。通常、死腔はできないのでドレーンは挿入しない（ドレーンを出した部位に治癒遅延が起こることがあるため）。

まとめ 4

① 看護のポイント

●術前

　糖尿病、高血圧、脳梗塞、狭心症、血液透析などの合併症を持つ患者が多く、抗凝固薬、抗血小板薬、経口血糖降下薬、降圧薬など多数の内服薬を使用している。既往歴や内服薬を確認し、術中の出血や血圧の変動、低血糖などに備える必要がある。血液透析患者の場合、上肢にシャントを形成していることが多い。その場合、シャント部から中枢での末梢ルート確保や圧迫は禁忌であるため、術前にシャント部をチェックし、末梢ルートや血圧測定のカフを巻く箇所を確認する。

●術中

　外回りの看護師は、心電図の変化、血圧の変動、低血糖に気を配る。術中の出血に対応できるように10万倍ボスミン液を作成しておく。術中骨断端面を骨やすりでなめらかにする際、局所麻酔が効いていても患者はかなり不快を感じるため、外回りの看護師は、患者へ声掛けする。

●術後

　術後の安静度を主治医に確認する。抗血栓薬を内服している場合、術後に毛細血管性出血や骨断面からの出血が続くことがあるため、ガーゼの出血汚染の有無を頻繁にチェックする。

② 器械出し看護師への要望

　切断レベルが中枢になれば、ボーンソーが必要になることがあるため、すぐ使用できるよう準備しておく。

第2章

⑧皮膚皮下組織腫瘍切除術

浜松医科大学 形成外科
診療助教
松下友樹

病院教授
深水秀一

第2章 術式別の術中看護マニュアル

1 手術の概要

手術 MEMO

- **適応疾患**：母斑（色素性母斑、脂腺母斑、表皮母斑など）、血管腫、粉瘤、脂肪腫、石灰化上皮腫など

- **麻酔の種類**：基本的には局所麻酔、病変の大きさや年齢、部位によっては全身麻酔

- **体位**：病変の大きさや部位によって決定される

- **使用器具**：メス、鑷子（ピンセット）、剪刃（ハサミ）、持針器、モスキート鉗子、局所麻酔用注射器、縫合糸、針、バイポーラなど

- **要注意トラブル**：出血、感染、アレルギー、局所麻酔中毒、神経損傷、創傷治癒遅延など

- **平均手術時間**：15～60分程度

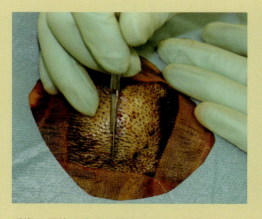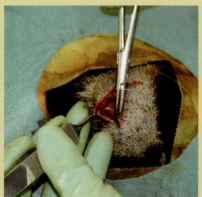

手術の目的は病変の摘出である。適切な切開方向から確実に病変を摘出する。組織に無駄な損傷を与えないような「atraumatic surgery（アトラウマティック サージェリー）」が重要である。

手術の流れがわかる！　フローチャート

第2章　2

⑧皮膚皮下組織腫瘍切除術

1. 体位、除毛

▼

2. 切開線のマーキング、局所麻酔、消毒

> **ここが山場**
> 局所麻酔と消毒薬の種類は、年齢や病変の部位により変化する。看護師もあらかじめ把握し、準備することで手術は円滑に進んでいく。

▼

3. ドレーピング、皮膚切開、病変の摘出

> **ここが山場**
> 看護師が助手を行う場合もある。その際には、フック鑷子やスキンフックを用いて、皮膚を損傷しないように愛護的な操作を意識する。

▼

4. 止血、洗浄

▼

5. 閉創または縫合

▼

6. ドレッシング

第2章 3 / 術式別の術中看護マニュアル

手術の流れと介助のポイント

① 手術進行における留意点、器械出しの注意点

　ここでは頻度が最も高い、局所麻酔で行う良性腫瘍切除術を想定して述べる。施設ごとに方法は若干異なるが、「切って取って縫う」という手術の基本が凝縮されている。局所麻酔、消毒、縫合糸、ドレッシング材など、患者の年齢や腫瘍の部位、術者の好みなどに合わせて不足なく準備を行うことが円滑な手術につながる。

② 手術の流れ

1. 体位、除毛

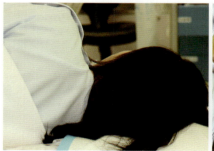 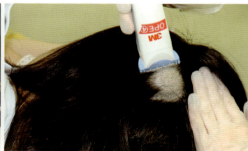

腫瘍の部位によってさまざまである。その手術に適しており、患者が安楽な体位を選択する。部位によってはサージカルクリッパーで除毛を行う。

 point!
頸部であれば肩枕、上肢であれば手台、陰部であればレビテーターなど、体位変換に必要な物品を確認し準備しておく。

2. 切開線のマーキング、局所麻酔、消毒

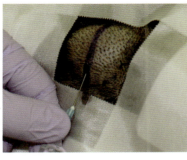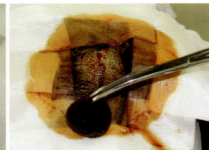

切開線のマーキングには、皮膚ペン、ピオクタニンなどを用いる。手足の指以外では、エピネフリンを添加した0.5～1%のキシロカインで局所麻酔を行う。アルコール綿または清拭によって皮膚面の汚れを落とした後、皮膚はイソジン®やマスキン®（ヒビテン®）、粘膜は逆性石鹸を用いて消毒を行う。マーキング→局所麻酔→消毒→手洗いの順番が効率的である。

point!
手洗い前に、不潔野で局所麻酔と消毒を行うことで、エピネフリンおよび消毒効果が十分に発現され、ドレーピング後の執刀時には適切な止血効果、消毒効果が得られる。

3. ドレーピング、皮膚切開、腫瘍摘出

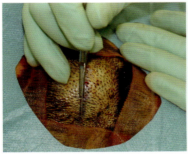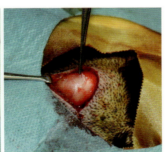

顔面では、透明ドレープを用いて全体のバランスや挿管チューブが見えるようにする。メスで切開し、メスや剪刃を用いて、良性腫瘍では病変ぎりぎりで切除する。

point!
使用する器械はシンプルである。いつでも術者に渡せるように器械台に整理して用意する。

4. 止血、洗浄

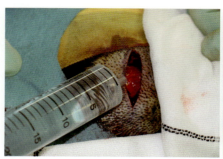
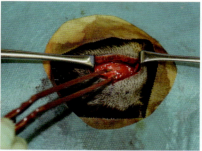

出血点はモスキート鉗子で挟んで糸で結紮するか、バイポーラ鑷子などで電気凝固する。必要であれば洗浄する。

point!
止血のための絹糸や、洗浄のための生理食塩水はいつでも出せるように準備しておく。

5. 閉創または縫合

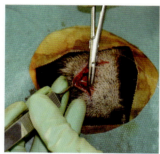
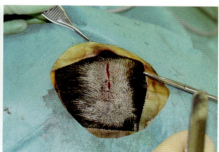

必要に応じて皮下を剥離し、吸収性モノフィラメント糸を用いて皮下または真皮埋没縫合を行うことが多い。皮下脂肪が創縁に介在する場合には除去（トリミング）する。創縁がやや隆起して密着していることが重要である。皮膚縫合は、5-0から7-0のナイロン糸で創縁の段差を揃えるようにゆるく結紮する。皮膚縫合を行わずにサージカルテープや皮膚接着材を用いる場合もある。術前に単純縫縮困難と予想される場合には、皮弁や遊離植皮を計画しておく。

point!
皮下に縫合糸による異物感を残さないために、眼瞼や手掌、足底は埋没縫合を行わない。

6. ドレッシング

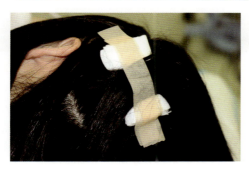

ドレッシングは、ワセリン系軟膏とガーゼ貼付で行う。ハイドロコロイドやフィルム等の貼付材料を用いてもよい。いずれにしても適度な湿潤環境の保持が狙いである。固定のテープは、圧迫の必要がなければ優肌絆®やマイクロポア™など肌に優しいテープを長めに使用する。

※頭部では、髪の毛を用いてガーゼをおさえてテーピングする

point!
24～48時間で上皮が再生し創面がシールされる。日中の手術がほとんどであるため、翌日の夜にはシャワー浴で創部も洗浄するように指導する。創部が覆われたまま放置すると感染に気づかない。患者への適切な自己処置指導が重要である。

第2章 術式別の術中看護マニュアル

4 まとめ

① 手術の現状と今後の展開

　皮膚皮下組織腫瘍切除術は、形成外科医や皮膚科医のいる施設であれば、最も頻度の高い手術の一つであり、「切って取って縫う」という手術の基本をシンプルに行うものである。若い医師にとっては、基本手技を学ぶ経験になることが多く、看護師にとっても器械出しを最初に学ぶ機会になることも多いのではないだろうか。手術難易度は低い場合が多いが、患者にとっては重要な手術であることには変わりない。

② 看護のポイント

- 病変の部位により体位や麻酔薬、消毒薬は変化する。すべて事前に把握できることであるため準備をしておく。
- ほとんどの手術は、術者1人でも可能であるが、病変が大きめの場合や癒着が強い場合、出血したときなどには、看護師に手術の介助をしてもらうこともある。
- 手術に臨む際には、フック鑷子やスキンフックを用いて皮膚を損傷しないように愛護的な操作を意識する。
- 術後は24〜48時間で上皮が再生し、創面がシールされるため、手術翌日の夜には創部も含めてシャワー浴が可能であることを理解し、看護師からも患者に説明できるようにする。

③ 看護師への要望

●器械出し看護師への要望

　使用する器械はシンプルで限られたものになるため、いつでも術者に渡せるように器械台に整理して用意する。器械に対する術者の癖や好みを把握することも重要である。術者が1人の場合などには、必要に応じて器械出し看護師に手術の介助をしてもらうため、積極的に参加してほしい。

●外回り看護師への要望

　麻酔薬、消毒薬、縫合糸、ドレッシング材などは、手術室内に準備しておく。施設ごとに異なるが、使用頻度の高いものは小手術用としてケースや箱などにまとめておくとよいかもしれない。

④ 合併症・トラブル時の対応

　局所麻酔で行う場合がほとんどである。局所麻酔中毒やアレルギーなどには注意を要する。手術室で行う場合には、可能であれば心電図や経皮的動脈血酸素飽和度（SpO_2）などをモニターし、患者の循環、呼吸、意識レベルなどに配慮する。執刀前に点滴ルートを確保しておくと、異常があった場合に迅速な対応が可能であるが必須ではない。

引用・参考文献
1）　市田正成. スキル外来手術アトラス：すべての外科系医師に必要な美しく治すための基本手段. 改題第3版. 東京, 文光堂. 2006, 448p.

第2章

⑨有茎皮弁形成（皮膚再建）術

聖マリアンナ医科大学 形成外科
教授
梶川明義

第2章 1 手術の概要

> **手術 MEMO**
>
> ● **適応疾患**：全身の皮膚・組織欠損
>
> ● **麻酔の種類**：局所麻酔から神経ブロック、全身麻酔までいろいろ
>
> ● **体位**：部位による
>
> ● **使用器具**：No.15メス、電気メス、バイポーラ止血器、形成曲剪刀、形成直剪刀、細部鑷子、アドソン鑷子、マッカンドー鑷子、スキンフック、二爪鉤、筋鉤各種、モスキートペアン、マイクロ剥離子、血管テープ、ペンローズドレーン、吸引ドレーン
>
> ● **要注意トラブル**：血管損傷、皮弁血行障害、術後出血
>
> ● **平均手術時間**：手術内容により1〜6時間程度の幅がある

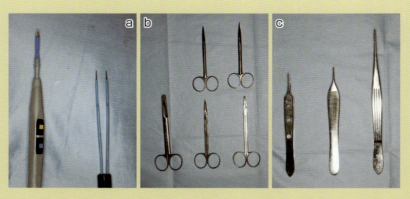

a：電気メス（左）とバイポーラ止血器（右）。電気メスを使用する場合はアース用電極を広い皮膚面に貼付する。
b：種々の剪刀。細部直剪刀（上左）、細部曲剪刀（上右）、雑剪刀（下左）、形成直剪刀（下中央）、形成曲剪刀（下右）。
c：種々の鑷子。細部鑷子（左）、アドソン鑷子（中央）、マッカンドー鑷子（右）

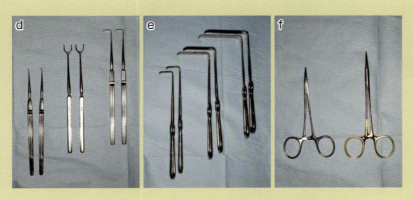

d：種々のフック。スキンフック（左）、二爪鉤（中央）、神経鉤（右）
e：種々の筋鉤。短筋鉤（左）、中筋鉤（中央）、長筋鉤（右）
f：モスキートペアン（左）とマイクロ剥離子（右）。マイクロ剥離子の把持面は鏡面仕上げになっている。

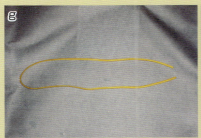
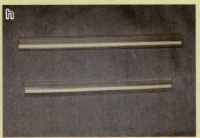
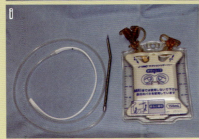

g：シリコン製血管テープ。剥離する血管や神経にかけて牽引する。
h：ペンローズドレーン。軽い出血が予想される場合、創内に挿入する。ドレーンチューブ（上）を必要に応じて細く割き、テープ状（下）にして使用する。
i：吸引ドレーン。剥離範囲が広く、術後に出血が多い可能性がある場合には積極的に吸引ドレーンを使用する。

第2章 手術の流れがわかる！ フローチャート

術式別の術中看護マニュアル

1. 消毒

　▼

2. ドレープで術野以外を覆う

　▼

3. ピオクタニンやマーキングペンでデザイン

　▼

4. アドレナリン添加リドカインで局所麻酔

　▼

5. メスで皮弁周囲を切開

　▼

6. 血管茎周囲を剥離して、皮弁を挙上

ここが山場
出血に注意しながら血管茎周辺の剥離を行わなければならない。術者は最も集中して手技を行うので、術者の動きをよく観察し、急な出血などに備えなければならない。

　▼

7. 皮弁を欠損部へ移行

ここが山場
皮弁が挙上され安心したいところだが、無理な緊張などで皮弁の血行障害を起こすこともあり、油断できない。術者とともに、皮弁の血行や出血に注意を払う必要がある。

　▼

8. 創を縫合して閉鎖

　▼

9. ドレッシング

手術の流れと介助のポイント 3

① 手術の進行における留意点、器械出しの注意点

　有茎皮弁形成術では、血管茎を周囲から剝離して、皮弁の血行を保ちながら皮弁を挙上し、欠損部へ移行して縫合しなければならない。皮弁の血行に注意しながら、止血操作も十分に行わなければならないので、細かな操作が多く、適切な手術器械を用いる必要がある。視野不良は思わぬ血管トラブルの原因になるので、適切な器具による創展開や適切な方法による止血操作が特に重要である。術後も血管茎部が圧迫を受けると、血行障害に陥って、皮弁が壊死することもあるので、縫合・固定やドレッシングにも十分に注意する必要がある。

② 手術の流れ

1. 消毒

顔面以外ではポピドンヨードで消毒後、ハイポアルコールでしっかり色を消しておく。顔面ではクロルヘキシジンなどで消毒する。

2. ドレーピング

欠損部と皮弁採取部を広めに露出するようにドレープをかける。

3. デザイン

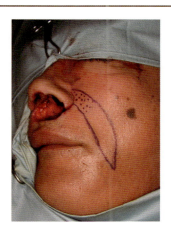

ピオクタニンやマーキング用のペンを用いてデザインを行う。

⑨有茎皮弁形成（皮膚再建）術

4. 局所麻酔

切開線に沿って20万倍アドレナリンを添加した0.5%リドカイン液を皮下注射する。

5. 皮膚切開

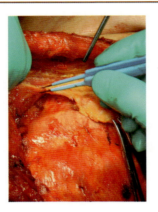

メスで皮弁周囲を切開し、直ちに電気メスやバイポーラ止血器を用いて凝固止血を行う。周囲をスキンフックや二爪鉤、筋鉤（p.146、d）などを用いて広げ、鑷子はマッカンドー鑷子やアドソン鑷子（p.146、c）を用いる。

point!
出血点をバイポーラ鑷子でつまみ、スイッチペダルを踏み、通電して止血する。

6. 皮弁挙上

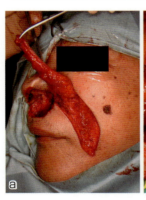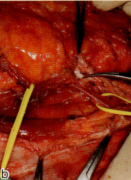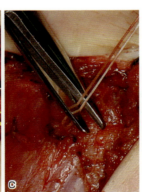

皮弁挙上は、栄養血管周囲の脂肪組織ごと行う場合（a）と、栄養血管周囲を剥離する場合（b）がある。皮弁はアドソン鑷子やマッカンドー鑷子で把持するが、血管の近くでは細部鑷子を用いることもある（p.146、c）。

操作は、皮弁周囲を筋鉤（p.146、e）で広げ、直視下に確認できるようにし、形成剪刀（p.146、b）や電気メス（p.146、a）で慎重に行う。栄養血管を剥離する場合は、血管を血管テープ（p.146、g）で牽引しながら、血管剥離子やモスキートペアン（p.146、f）を用いて剥離して行く（b）。不要の枝は、3-0または4-0の絹糸を用いた結紮（c）や、バイポーラ止血器による凝固止血（前項「5 皮膚切開」写真参照）を行いながら切離して行く。血管の太さにより、結紮止血する場合と凝固止血する場合があるので、術者の判断に応じて両方が使えるように準備する。

point!
a：血管茎部を残して皮弁を挙上する。
b：血管を剥離するときは、血管にシリコン製の血管テープをかけて牽引しながら、マイクロ剥離子やバイポーラ止血器を用いて剥離して行く。
c：出血点をモスキートペアンでつまみ、3-0絹糸や4-0絹糸で結紮して止血する。写真は結紮した糸を剪刀で切るところ。

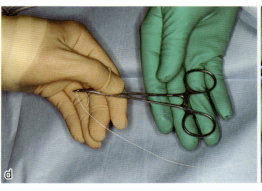 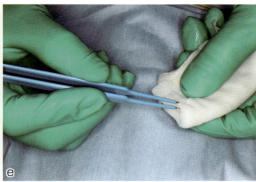

血管剥離では、特に結紮用の絹糸は、扱いやすいようにモスキートペアンで一端を把持して渡す（d）ことが多い。また出血点を確認するために術野を清拭するので、生理食塩水に浸して絞ったガーゼ（生食ガーゼ）を常に準備する。

電気メスやバイポーラ止血器の鑷子の先端は血液が固まって汚れることが多いので、生食ガーゼで適宜、鑷子先端を清掃する（e）。

有茎皮弁の挙上で、血管の可動性が要求される場合は、血管にシリコン製の血管テープをかけて牽引することもある。

point!
d：絹糸はモスキートペアンで一端をつまんで渡すと、受け渡しがしやすい。
e：バイポーラ鑷子先端が凝固血で汚れると、止血力が著しく低下するので、適宜、生理食塩水に浸して絞ったガーゼで拭いて、清掃する。生食ガーゼをバイポーラ鑷子でつまみながら通電すると、凝固血が簡単に取れる。

7. 皮弁移行

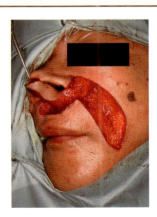

皮弁は、血管茎に過度のストレスがかからないように注意しながら、欠損部に移行しなければならない。特に、移動距離が長い場合は、血管が長く剥き出しになるので、強い牽引、捻じれ、屈曲に注意が必要である。場合によっては、血管の攣縮防止にリドカインを用いる場合もある。血行だけでなく、新たな出血にも十分注意を要する。

point!
皮膚欠損部に皮弁を移行し、縫合する。皮弁基部に過度の緊張がかからないように注意する。

8. 創閉鎖

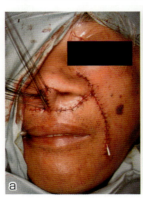
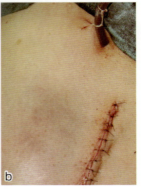

皮弁周囲のバランスを見ながら、吸収糸で皮下縫合し、黒ナイロンで表面の縫合を行う（p.146、i）。皮膚は、アドソン鑷子や細部鑷子で把持する。糸切りは組織用の形成反剪刀ではなく形成直剪刀を用いて使い分ける。皮弁下に血腫ができないように、必要に応じてペンローズドレーン（p.146、h）または吸引ドレーン（p.146、i）を留置する。ペンローズドレーンは黒ナイロンで軽く固定し（a）、吸引ドレーンは絹糸でしっかり固定する（b）。

point!
a：皮下にペンローズドレーンを留置し、真皮縫合と表皮縫合の二層縫合で閉鎖する。ペンローズドレーンはナイロン糸で固定し、端を長く残す。
b：吸引ドレーンは、創から少し離れた部位に穿通して出し、絹糸などで固定する。

9. ドレッシング

創部はソララチュール®や抗菌薬入り軟膏などで固着を予防した後、ガーゼを当てて、伸縮テープで固定する。部位によっては、血管茎にストレスがかからないように注意しながら弾性包帯で軽く圧迫する。

まとめ　4

① 手術の現状と今後の展開

　形成外科は全身の体表の手術を行うので、多くの部位で有茎皮弁を用い、多くの種類の有茎皮弁がある。局所麻酔下で、短時間で行われる小さな皮弁から、全身麻酔下で、長時間を要する大きな皮弁までバリエーションがあり、今後、さらに多くの皮弁が開発される余地もある。

② 器械出し看護師への要望

　前述のように種々の皮弁があるので、その皮弁形成術に合った器械の準備、器械出しが求められる。長時間手術においては、器械出し看護師の上手、下手が手術時間を大きく左右することも少なくない。初めて見る手術でもないのに、術者に言われる度に外回り看護師に後から準備を頼むようでは器械出し看護師失格である。器械出し看護師になった場合は、術前から術者とコミュニケーションを図り、その手術を理解し、何が必要かをよく把握し、自分が手術をコントロールするくらいの気持ちで取り組んでほしい。

③ 合併症・トラブル時の対応

　有茎皮弁形成術で最も速やかな対応が求められるのは、術中の大出血である。出血はいつ発生するかわからないので、常に止血の準備を怠ってはならない。モスキートペアンで3-0、4-0の絹糸を掴んでおく、ガーゼ、生食ガーゼを畳んで圧迫や清拭に備える、電気メスやバイポーラ鑷子はいつもきれいにする、吸引の準備をするなど、常に出血に備えておけば、急な出血に慌てることはない。確実な止血を行うことで、術後の出血のリスクも防ぐことができる。

第2章

⑩遊離皮弁移植術（マイクロ手術）

岡崎 睦

東京医科歯科大学大学院 形成・再建外科学分野
教授

1 手術の概要

術式別の術中看護マニュアル

手術 MEMO

- **適応疾患**：皮膚・軟部組織や骨の欠損に対して、血流をもった組織を移植したい場合
- **麻酔の種類**：全身麻酔
- **体位**：主として仰臥位。移植先や皮弁採取部によっては、側臥位や伏臥位の場合もある
- **使用器具**：形成外科手術で通常用いるセットを皮弁採取部用と皮弁移植先用の2セット分．マイクロサージャリーセットと手術用顕微鏡
- **要注意トラブル**：微小血管吻合で、つないでも血流再開できない場合や、血流再開できても血栓が生じた場合は、吻合部を切離し再吻合が必要
- **平均手術時間**：4～8時間

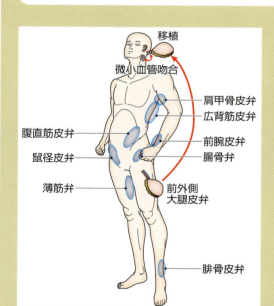

皮弁には骨や筋肉を含むものを含めて左図に示したもの以外にも数多くある。移植する先の欠損に合わせて採取する皮弁を決め、皮弁を採取するチームと、皮弁の移植先を準備するチームの2チームに分かれて、並行して手術を開始するのが特徴である。1～2mm径の動脈と静脈のペアで栄養されている皮弁を採取し、いったん動静脈を切離して、移植先の動静脈に顕微鏡下で血管吻合して移植を行う。

手術の流れがわかる！ フローチャート 2

第2章 ⑩遊離皮弁移植術（マイクロ手術）

皮弁の移植先

1. 移植野と移植床血管の準備

▼

2. 皮弁の仮固定

皮弁の動静脈を切り離した瞬間から、皮弁には血流が行かなくなる。微小血管吻合により血流を再開させるプロセスは、迅速に手際よく行う必要がある。虚血時間を短くするために、皮弁は仮固定のみとすることが多い。

▼

3. 顕微鏡下微小血管吻合

ここが山場

顕微鏡下微小血管吻合は、術野や顕微鏡が揺れるとやりにくいばかりか、血管を損傷する原因にもなりうるので注意する。

▼

4. 動静脈のクランプ解除と皮弁血流の確認

動静脈のクランプを解除してから手術終了までの時間は、皮弁の血流を見ながらの進行になる。吻合部血栓の疑いが生じた場合は、吻合部を切離して、血管吻合をやり直すので、手術終了まで、顕微鏡カバーを外さないようにする。

▼

5. 皮弁の本固定と閉創

皮弁の採取部

1. 皮弁の挙上

▼

2. 皮弁の動静脈のクランプと皮弁の切り離し

▼

3. ドレーン挿入と閉創

第2章 術式別の術中看護マニュアル

3 手術の流れと介助のポイント

① 手術進行における留意点、器械出しへの注意点

- 皮弁を移植する部位と、皮弁を採取する部位の2術野で、並行して手術を行う。
- 2術野での器具の使いまわしは行わない（特に不潔野から清潔野への移動は禁忌）。
- 微小血管吻合用の10-0や9-0ナイロン糸を紛失しないように注意する。
- マイクロサージャリー用の持針器、鑷子は先端が繊細なので、扱いに気をつける。
- 神経付き筋肉移植は、虚血許容時間が短い（2時間以内）ので、特に円滑な進行を心がける。
- 血流再開後も血栓による再吻合の可能性があるので、器機を清潔なままにしておく。

② 手術の流れ

手術全体の概要

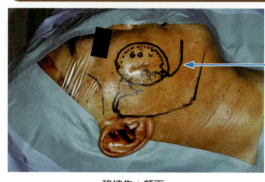

移植先：顔面　　　　　　　　　　　皮弁採取部：左大腿

皮弁採取部と移植先の2か所を消毒して術野を設定する

皮弁を移植する部位と、皮弁を採取する部位の2術野で並行して手術を行うのが、遊離皮弁移植術の特徴である。
手術としては、主として次の3パターンがある。
1) 腫瘍や瘢痕などを切除して、それにより生じた欠損の再建を行う。
2) すでに皮膚・軟部組織欠損になっている部位の再建を行う。
3) 機能や形の改善を目標として、筋肉や骨を移植する（遊離複合組織移植）。
本項では、顔面悪性腫瘍の拡大切除と大腿からの遊離皮弁移植を行う再建術の流れを示す。

point!
器械出し看護師が1人の場合は、手術開始時に皮弁採取部か移植先か、どちらにつけばよいかを確認して手術に入る。

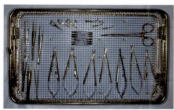
マイクロサージャリー用器具

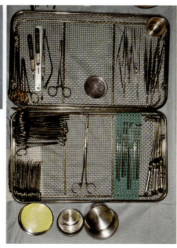
一般器具

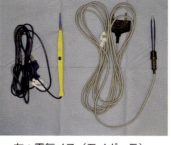
左：電気メス（モノポーラ）
右：バイポーラ型止血鑷子

手術器具は、一般器具とマイクロサージャリー用器具があり、一般器具は、皮弁挙上部と皮弁移植先の2セットが必要である。マイクロサージャリー用器具は、通常、1セットのみを使用する（施設による）。
電気メスの他に、バイポーラ型止血鑷子を用意する。

point!
電気メスとバイポーラ型止血鑷子は、それぞれ2セット用意し、皮弁挙上部と皮弁移植先に設置する。マイクロサージャリー用器具は、原則として移植先の器械台に用意する。

皮弁の採取部

1. 皮弁の挙上

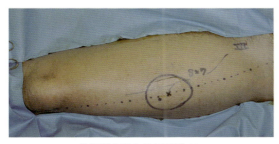
前外側大腿皮弁のデザイン

皮弁は、体のさまざまなところから採取可能である。前外側大腿皮弁は、しばしば用いられる皮弁の一つである。
移植には、皮弁を還流する動静脈を長く剥離する必要があるが、動静脈のペアをベッセルテープで引きながら、周囲組織への枝を一つ一つ丁寧に結紮する必要があるので、非常に繊細な操作となる。

point!
血管の剥離には、マイクロ剥離子を使用する。形状的には鉗子に似ているが、先が細く、剥離に適した形状となっているので、間違えないように注意する。

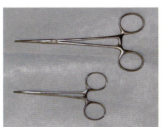
上：モスキート鉗子
下：マイクロ剥離子

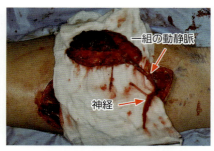
一組の動静脈を茎として挙上された皮弁
（この症例では、神経も付けて移植した）

皮弁を、一組の動静脈のみで体とつながった状態にする。血流が途絶えている時間はできるだけ短いほうがよいので、移植先の準備が完了するまでは、このままの状態にしておき、準備が整ったのを確認して、血管をクランプして、体から切離する。

point!
通常の皮弁の場合は、血管のクランプには、3A、3V型の血管クリップを用意する。動脈1本に対して静脈は2本ある場合も多いので、その場合は、静脈用クリップを2つ用意する。

2. 皮弁の動静脈のクランプと皮弁の切り離し

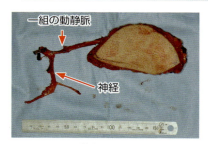
挙上された皮弁

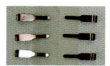
左：先が丸い動脈用クリップ（3A）
右：先が平らな静脈用クリップ（3V）

移植先の準備が整ったのを確認してから、皮弁側の動脈と静脈にクリップをかけ、体側は結紮し、完全に体から切り離す。血流の遮断は、必ず動脈→静脈の順に行う。この順番が逆だと、皮弁がうっ血して組織が傷んだり、皮弁周囲から出血したりする。

point!
クリップには、クランプする部分が少し丸くなった動脈用（3A、2A）と、先が平らな静脈用（3V、2V）があるので、どれが必要かを確認して、適切なクリップを術者に渡す。

3. ドレーン挿入と閉創

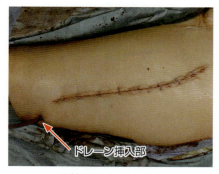
閉創が完了したところ

皮弁を移植先に渡した後、皮弁採取部は閉創に移る。直接縫合できる場合は直接縫合するが、できない場合は、植皮術を行って閉創する場合もある。挿入するドレーンは、サクション型を用いる場合が多い。

point!
多くの施設では、皮弁採取部の閉創は、器械出し看護師なしで、医師のみで行うことがほとんどである。
外回り看護師と協力して、閉創に必要なものをそろえて出しておく。

皮弁の移植先

1. 移植野と移植床血管の準備

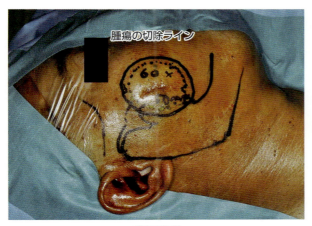
手術開始時

遊離皮弁移植先の術野では、まず、皮弁を移植できる状態に整える作業を行う。組織欠損であれば、デブリードマンを行い、移植しやすい状態をつくる。腫瘍切除後再建であれば、まず腫瘍切除を行う（本例は腫瘍切除と再建の病例）。

> **point!**
> 腫瘍切除などで、手術開始時に組織欠損の大きさがわからない場合は、欠損の大きさの目途がついてから皮弁挙上を始める場合もあるので、手術ごとに、タイムテーブルを術者に聞いて把握しておく。

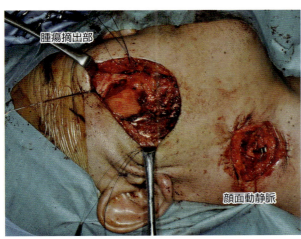
腫瘍を摘出し、それとは別部位の切開から右顔面動静脈を準備したところ

皮弁の動静脈に吻合するための一組の動脈と静脈を剥離して確保する。通常、血管径は1〜2mmである。
動脈と静脈の組は、体のどこでも準備できるわけではないので、新たに別の部位に皮膚切開を入れる場合も多い。
移植床血管の確保の際には、ベッセルテープを用いて、血管をゆるく引きながら剥離する。

> **point!**
> 手術がしやすいように、ベッセルテープを切って短くする場合があるので、その場合は、一部が体内に残らないように、長さを確認したらまとめて保存しておき、最後に全体の長さを確認する。また、通常、血管のクランプには、大きいほうの3A、3V型の血管クリップを用意する。指動脈など血管が細い場合は、2A、2Vのクリップを用いる場合もある。

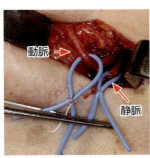
確保した動静脈　　血管クリップ

2. 皮弁の仮固定

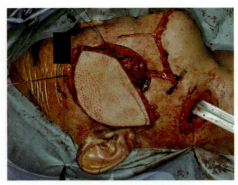

皮弁を仮固定し、ペンローズを通してある皮下トンネルに、血管茎を通そうとしているところ

皮弁が移植先に届いたら、まず、全体の配置を考え、皮弁の仮固定を行った後に血管吻合へと移る。移植床動静脈と皮弁が違う皮膚切開で用意された場合は、皮下トンネルを作って血管茎を通す。

point!
顕微鏡カバーの装着には、2人が必要なので、この時間帯に、適宜、1人の医師と看護師で顕微鏡カバーを装着しておく場合もある。血管吻合に用いるナイロン糸（9-0か10-0か）を尋ねて準備しておくと、微小血管吻合の操作にスムーズに移ることができる。

3. 顕微鏡下微小血管吻合

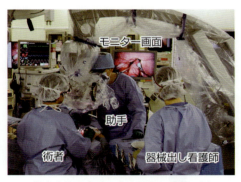

微小血管吻合時の人と器具の配置の例

仮固定が終わったら、微小血管吻合操作に移る。

point!
術者・助手・器械出し看護師、顕微鏡、モニターを適切な位置に設定することが重要である。すなわち、術者の対面には助手がつき、術者が右利きであれば器械出し看護師は術者の右に来る。器械出し看護師は、術者と器械台とモニターがすべて視野に入るようにモニターを設置する。術中は、モニター画面を見ながら、術者が何をしているかを確認し、術者が次に必要になる器具を推測しながら器械出しを行うのがエキスパート・ナースである。

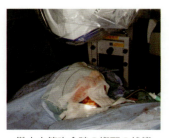

微小血管吻合時の術野の状態

血管吻合部は、血管以外の術野を生理食塩水で浸したガーゼでカバーする。これはマイクロナイロン糸や針に血餅や小さな組織、糸くずなどが付着すると、糸が切れたり、血管壁が傷んだりするからである。

point!
よく使う、マイクロ持針器、マイクロ鑷子、マイクロ剪刀（直・曲）は、十分に生理食塩水を浸したガーゼの上に並べて載せ、先は浮かした状態にしておくとよい。器械台や乾いたガーゼの上に置くと、微小な糸くずなどが器具の端に付いて、マイクロ縫合操作の邪魔になる。

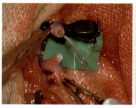

ブルドック鉗子の種類

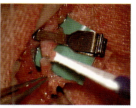

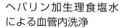

ヘパリン加生理食塩水による血管内洗浄

眼科用M.Q.A®による血管清拭

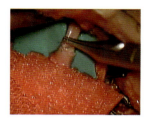

9-0ナイロン糸による縫合

point!
頭頸部腫瘍切除後の再建では、皮弁の静脈を内頸静脈に端側吻合する場合も多い。その場合は、内頸静脈のクランプにブルドック鉗子を使うので、指定されたブルドック鉗子を手渡す。

血管吻合は、移植床血管と皮弁の血管をそれぞれクリップでクランプして、血液が流出してこない状態で行う。ヘパリン加生理食塩水と眼科用M.Q.A®を用いて、血管内腔がよく見える状態にして血管吻合を行う。

point!
マイクロサージャリー用器機以外に、ヘパリン加生理食塩水を10mLのシリンジに入れ、先の曲がった鈍針をつけたもの、塩酸パパベリン加生理食塩水、眼科用M.Q.A®も準備し、すぐ渡せるように設定しておく。

通常、血管吻合には9-0または10-0ナイロン糸が用いられ、1針1針、縫合していく。

point!
9-0や10-0針付きナイロン糸の針は、少しの外力で容易に曲がってしまうので、持針器に針をつけるときに、曲がらないように注意する。ナイロン糸や器具に血餅や糸くずがつかないように、適宜、持針器や鑷子の先を生理食塩水に浸したガーゼで清拭する。また糸結びは、鑷子と持針器で行う医師と、2本の鑷子で行う医師がいるので、どちらのタイプか知っておくとよい。

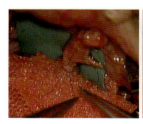
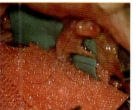

最後から2針目を結ばない状態でおいておき、最後の針を通してから（左）、結ぶ（右）。

最後の2、3針は、結ばない状態で、次の針をかける。結んでしまうと、最後の針を通すときに、内腔が見えなくなるからである。
通常、動脈を先に吻合することが多いが（血管吻合に時間がかかり静脈が吻合されていない場合でも、血液を皮弁に送ることはできるため）、静脈のほうが奥にある場合などでは、動脈を先に吻合してしまうと静脈が縫いにくくなるので、静脈を先に吻合する場合もある。

point!
9-0や10-0ナイロン糸は紛失すると、見つけるのが困難なので、針の持針器への取り付けや、針のついた持針器の受け渡しのときは、十分に気をつける。

第2章 ⑩遊離皮弁移植術（マイクロ手術）

OPE NURSING 2017 臨時増刊 163

4. 動静脈のクランプ解除と皮弁血流の確認

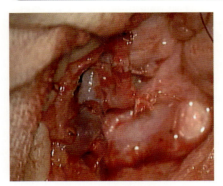
クランプを解除して血流が再開したところ

動脈と静脈の両方を吻合し終わったら、静脈→動脈の順で、末梢側クリップ→中枢側クリップの順で、クランプを解除して血流を再開する。吻合部からの血液の漏れが多い場合は、追加で針をかけることもある。血管攣縮がみられる場合は、塩酸パパベリン（血管拡張薬）を血管にふりかける。

point!
血管からの血流の漏れが多い場合は、追加の糸をかけたり、血栓を生じた場合は、吻合部を切離して再吻合したりする場合もあるので、針付きナイロン糸を片付けないで、すぐに出るように残しておく。

移植床静脈まで良好な血流が還ってきていれば、動脈血の入りも静脈吻合部も良好と判断する。神経付き筋肉移植を行う場合は、血管吻合が終わって皮弁の良好な血流が確認された後に、顕微鏡下で神経縫合を行う。神経縫合は、通常、10-0ナイロン糸を用いる。

5. 皮弁の本固定と閉創

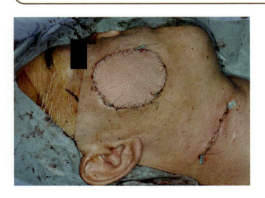

血管の開通がよく、皮弁の血流がよさそうであれば、術野を洗浄して、ドレーンを留置しながら皮弁の本固定（閉創）を行う。
皮弁の血液還流が悪いと判断されれば、即座に開創して、吻合部を確認し、血栓が疑われた場合は、吻合部を切離して、再吻合を行う。

point!
閉創時でも、皮弁の血流がよくなければ、再吻合を行う場合もあるので、術者の許可があるまで、顕微鏡カバーは外さず、器械も片付けないでそのままにしておく。

まとめ 4

① 手術の現状と今後の展開

　微小血管吻合を行って血流を温存したまま移植することにより、皮膚・脂肪組織に限らず、筋肉、骨などを含んだ大きな組織を移植できる。現状では、動脈か静脈のいずれかに血栓が生じて血流不全を起こし、再手術になる割合は2〜5％程度である。血栓除去と再吻合の再手術により、そのうち半数程度が救済されるが、残りの半数は、血管全体に血栓が生じるなどして救済できずに壊死に陥ることになる。この割合は、ここ10年以上減少していないため、今後も劇的な改善は期待できないと考えられる。

　皮弁を挙上して採取部を閉創する側と、皮弁移植先を準備して移植する側の2つの班に分かれて手術を行うが、どちらも繊細な操作が必要で、手術時間は長くなる。安全な手術をスムーズに行うためには、器械出し看護師を2人配置できると理想的である。どこの病院でも人員繰りが難しいのが現状であるが、可能な限り、今後の配慮をお願いしたい。

② 看護のポイント

●術前

　皮弁は、体のさまざまな部位から採取できる。術前訪問では、使用予定の皮弁の種類や左右どちらから採取するかなどについて医師と連絡をとりながら確認し、医療過誤を起こさないように注意することが重要である。

●術中

　顕微鏡下微小血管吻合や神経縫合の際には、顕微鏡野をモニター画面で見ながら、次に何の器具が必要か考えながら介助する。また、微小血管吻合は繊細な手技であるので、顕微鏡や手術台に触れると、顕微鏡野が揺れて手技に支障が出たり、術野が振動して血管が裂けたりする可能性があるので注意する。

●術後

　術後血栓は、2〜3日以内に生じることが多い。動脈が詰まれば血流が皮弁に行かなくなるので皮弁の色は白くなり針で刺しても出血しなくなる。一方で、静脈が詰まれば皮弁に入った血液が戻らなくなるために鬱血して皮弁は紫色になり、皮弁周囲から出血が見られるようになる。血栓が生じてから再手術までの時間が短いほど救済率が高いので、血栓の疑いで緊急手術の申し込みがあった場合、可能な限り早く入室してもらえるようにお願いしたい。

③ 器械出し看護師への要望

　皮弁採取部の閉創と時間的に重なることが多いが、血管吻合部で使用するガーゼ枚数は、渡す時点でカウントしておき、血管吻合時に吻合作業周囲のガーゼに触れてカウントすることのないようにしてほしい。また、血管吻合が日勤帯と夜勤帯の交替の時間に重なることもあるが、申し送りに夢中になりすぎると、手技に支障が出るばかりでなく、マイクロ針の紛失にもつながるので注意をお願いしたい。

④ 合併症・トラブル時の対応

　この手術の最大のトラブルは、吻合した血管が開通しないことである。動脈攣縮や動脈硬化が強い場合は、吻合部に血栓が生じやすくなる。クランプ解除直後から開通しないことはまれであるが、手技や血管に問題があると、30分以内に血栓を生じて血流不全に陥ることはときどきあることである。その場合は吻合部を切離して血栓を除去し、再度吻合する。切離して血管内腔を観察したときに、移植床血管自体に問題があると考えられる場合は、移植床血管を別の血管に変えて吻合し直すこともある。これを何度も繰り返すこともまれにはあるので、そのような場合でも、チームワークの一環としてつき合うようにする。また、術中に血栓が疑われた場合に、スムーズに血管の観察や再吻合ができるように、器具を片付けることなく、顕微鏡カバーも手術終了まで取り外さないことが重要である。

第2章

⑪外陰部再建

徳島大学病院 形成外科・美容外科
教授
橋本一郎

1 手術の概要

手術 MEMO

- **適応疾患**：外陰部悪性腫瘍切除後の再建手術
- **麻酔の種類**：全身麻酔、主に術後鎮痛のために硬膜外麻酔を併用することもある
- **体位**：砕石位、仰臥位
- **使用器具**：形成外科の基本セット、分層植皮術を行う場合はデルマトームを含む採皮セット
- **要注意トラブル**：採取した植皮片を紛失しない
- **平均手術時間**：再建組織の大きさによるが、植皮術では1〜2時間、皮弁移植術では3〜4時間、大きな皮弁移植術では5〜6時間

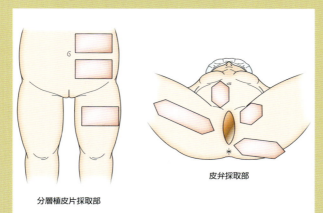

分層植皮片採取部　皮弁採取部

外陰部再建は男性と女性で用いられる手技に違いがある。男性では陰嚢の進展性がよいため、欠損部への充填に使用されやすい。植皮術による再建でも、外尿道口の変形や狭窄を生じにくいため植皮術が頻用される。他方、女性では、植皮術による再建術は、外尿道口や膣前庭の変形や狭窄が生じる可能性が男性より高くなるため、皮弁移植術が積極的に用いられる。植皮術にはメスで採皮し、表皮と真皮全層を移植する全層植皮術と、デルマトームで表皮と真皮の一部を採皮したり、全層皮膚から真皮を薄くした分層皮膚片を移植する分層植皮術がある。植皮片の採皮部と皮弁採取部には、図のようなさまざまな部位がある。

手術の流れがわかる！　フローチャート　2

第2章　⑪外陰部再建

腫瘍切除（他科あるいは形成外科で実施）

植皮術

1. 腫瘍切除部位の止血確認と縫合

体位の変更や手術用ドレープの掛け替えがある場合には準備しておく。

2. 植皮片の採取

3. 植皮片採取部の縫合・ドレッシング

4. 植皮片の縫合

5. 植皮片の固定（タイオーバー・巻き付け）

植皮片の生着は固定の良し悪しで決まる。必要物品を用意しておく。

6. 閉創・ドレッシング

腫瘍切除（他科あるいは形成外科で実施）

皮弁移植術

1. 腫瘍切除部位の止血確認と縫合

 ここが山場
体位の変更、手術用ドレープの掛け替えがある場合には準備しておく。

▼

2. 皮弁の採取

 ここが山場
動静脈付きの皮弁の場合には、血管茎の剝離操作が重要であるため、スムーズな介助を心がける。

▼

3. 皮弁の移動

ここが山場
女性外陰部では、縫合部が深いため照明の位置に注意する。粘膜部と皮膚で縫合糸が違うことがあるので準備しておく。

▼

4. 皮弁採取部の縫合

▼

5. 皮弁の縫合固定

▼

6. 閉創・ドレッシング

手術の流れと介助のポイント 3

① 手術進行における留意点、器械出しの注意点

- 再建手術用の手術器具を確認する。腫瘍切除用の器具と完全に入れ替えるかを確認しておく。
- 再建手術の体位を確認しておく。
- 再建手術に移るときに手術用ドレープを掛け直すか確認する。
- 再建方法が分層植皮術、全層植皮術、皮弁移植術のいずれで行われるのか、事前に確認しておく。
- 植皮片の採取部位と採取方法を確認しておく。
- 皮弁の採取部位と採取方法を確認しておく。

② 手術の流れ

腫瘍切除術

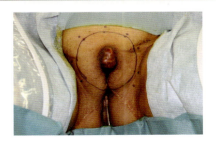

他科または形成外科により、外陰部の腫瘍が切除される。

point!
切除手術終了後、再建手術に移行するときに体位を変えるか、ドレープを掛け直すか確認する。

植皮術による再建

1. 植皮片の採取

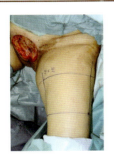

腫瘍切除部位では、ボスミンガーゼ、バイポーラ、電気メスなどにより止血が行われる。その後、植皮片が採取される。写真では、外陰部に腫瘍切除後の組織欠損と左大腿に分層採皮のデザインがみえる。

point!
採皮部位と採皮方法を確認後、採皮に必要な器械を準備する。

2. 植皮片の縫合

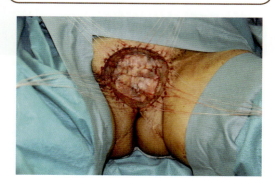

皮膚欠損部に植皮片を縫合する。縫合が終了すると、血腫を除去するために植皮片の下床を生理食塩水で洗浄することがある。

point！
植皮片の固定方法により、縫合糸の種類が違う。洗浄の器具も適切なものを用意する。

3. 植皮片の固定

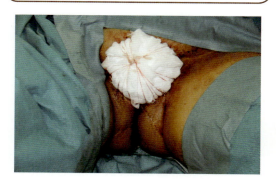

植皮片を固定するが、植皮部位や植皮方法によって固定方法が違うので注意が必要である。左図は、さばきガーゼを積み上げた後に縫合した絹糸を用いてタイオーバー固定している。施設により固定方法が違うので注意する。

point！
植皮片の固定に必要な器具を用意する。一般にはモスキート鉗子、非固着シート、軟膏、ガーゼ、綿花などを用いる。

皮弁移植術による再建

1. 皮弁の採取

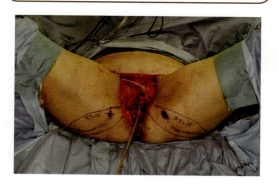

腫瘍採取後に止血術が行われ、皮弁採取のデザインが行われる。

point！
皮弁採取部位の確認と体位の変換や手術用ドレープの掛け直しが必要か確認する。

2. 皮弁の移動

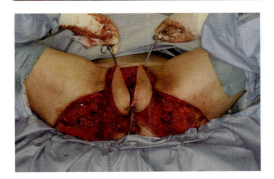

皮弁を挙上して欠損部へ移動する。

point!
血管茎の剥離操作に必要な器具を用意する。

3. 皮弁移植部と皮弁採取部の縫合

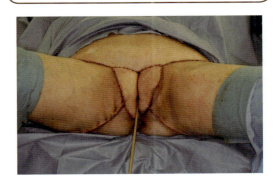

持続ドレーンを入れて皮弁移植部と採取部を縫合する。

point!
必要なドレーンや縫合糸を準備する。

4. ドレッシング

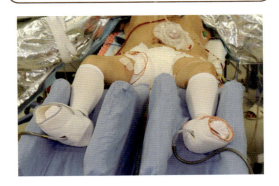

ドレッシングを行い、術野の安静のために下肢の固定等を実施する。

point!
必要に応じて、下肢架台や枕などを用意する。

4 まとめ

① 手術の現状と今後の展開

　施設によっては、外陰部腫瘍は婦人科、皮膚科、形成外科、泌尿器科が切除を行う。切除術を行った科が再建手術を行う場合と、再建手術のみ形成外科が行う場合がある。再建手術には植皮術と皮弁移植術があり、皮弁や植皮片を採取する部位は施設や術者によりさまざまである。

② 看護のポイント

　これまで記載したように、組織欠損の深さや部位、大きさ、患者の性別などにより再建方法にはさまざまなものがある。手術がスムーズに行われるためには、植皮術か皮弁移植術か、どの部位から植皮片や皮弁を採取するのか、そのときの体位などの術前の確認が重要である。

　術前には下剤を投与することが多く、術後も便のコントロールが行われる場合があるため、丁寧な説明と看護が必要である。外陰部の安静を保つため、下肢架台による下肢挙上が行われることもあり、下肢の静脈血栓予防のためにフットポンプの装着や適度な下肢の運動を指示する。

③ 手術室看護師への要望

　皮弁や植皮片が採取された後は、術野が採取部と移植部の2カ所になるため、それぞれの配慮が必要である。

引用・参考文献
1）　橋本一郎ほか. 外陰部への植皮術. ペパーズ　120, 2016, 49-55.
2）　橋本一郎ほか. "会陰部に作成される皮弁". 形成外科の基本手技2. 東京, 克誠堂出版, 2017, 153-7, （形成外科治療手技全書, Ⅱ）

第2章

⑫乳房再建術
（ティッシュ・エキスパンダー、乳房インプラントによる一次二期再建）

福岡大学医学部 形成外科
助教
渕上淳太

教授
大慈弥裕之

第2章 1 手術の概要

手術 MEMO

- **適応疾患**：乳癌に対する乳房切除後

- **麻酔の種類**：全身麻酔

- **体位**：仰臥位、両上肢は外転位で固定する。術中に座位での乳房形態を観察するため、患者の股関節部分を屈曲部にあわせておく

- **使用器具**：電気メス（通常、長柄）、バイポーラー、ライト付き筋鉤
  ティッシュ・エキスパンダー挿入術：ティッシュ・エキスパンダー（以下，TE）
  乳房インプラント入れ替え術：ゲル充填人工乳房（シリコンブレストインプラント〔以下，インプラント〕）、サイザー

- **要注意トラブル**：術中肢位による腕神経叢麻痺、腓骨神経麻痺、感染、血腫、乳輪乳頭壊死、体位変換時のトラブル（腰部の位置、両上肢・両下肢の位置や落下の有無、神経圧迫の有無など）

- **平均手術時間**：1～2時間程度（片側の場合）

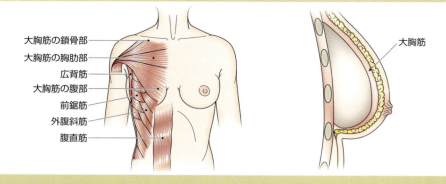

エキスパンダー／インプラント法

乳房再建術は手術する時期により、一次再建と二次再建に分類される。一次再建は乳癌手術と同時に行う方法で、二次再建は、乳癌の治療が一段落してから再建する方法である。乳癌手術と同時にTEを挿入し、2回目の手術でインプラントに入れ替える再建法は、エキスパンダー／インプラント法とよばれる。

手術の流れがわかる！ フローチャート 2

⑫乳房再建術（ティッシュ・エキスパンダー、乳房インプラントによる一次二期再建）

ティッシュ・エキスパンダー挿入術

1. 体位の固定

> **ここが山場**
> 乳房再建術では、手術中に乳房下溝や乳頭位置の観察を行うため、適宜座位とする必要がある。挿管後、一度座位にして、挿管チューブ、ルート類、L字型固定器および腕の固定などを確認する。

▼

2. 大胸筋下の剥離

> **ここが山場**
> 筋肉下にTEを挿入するポケットを作成する。剥離する範囲は、術前にマーキングしておく。乳腺切除部にそのままTEを入れるのではないので注意する。筋肉でTEを覆うことは、感染防御やTEの偏位防止の意味がある。

▼

3. 前鋸筋膜脂肪弁の剥離

▼

4. 尾側の剥離

▼

5. TEの挿入

> **ここが山場**
> 筋肉を剥離して作成したポケットにTEを挿入する。TEを取り扱う際は、感染予防の面から慎重な清潔操作が必要である。術者、助手、器械出し看護師も手袋を交換するほうがよい。

▼

6. 座位での確認

▼

7. 洗浄、ドレーン挿入、閉創

OPE NURSING 2017 臨時増刊　177

乳房インプラント入れ替え術

1. 体位の固定

　▼

2. TE の抜去

　▼

3. 被膜（カプセル）切開　　
単純に TE を挿入抜去し、インプラントを挿入するだけでは良好な形態を得ることはできない。TE が入っている位置が、健側と異なる場合は、TE 周囲に形成された被膜を切開したり、切除したりする必要がある。

　▼

4. 乳房下溝の固定

　▼

5. インプラントの挿入　　
インプラントの取り扱い時は、TE と同様に清潔操作を徹底する必要がある。サイザーを用いて用意したインプラントが正しい大きさなのか確認する場合もある。

　▼

6. 座位での確認

　▼

7. 洗浄、ドレーン挿入、閉創

手術の流れと介助のポイント 3

① 手術進行における留意点、器械出しの注意点

　手術の流れを把握し、操作している部位を常に把握することが重要である。術野に気を配りながら、使用する器械や電気メスのサイズを適宜変更する。

　人工物を体内に挿入する手術において共通することであるが、術後感染が最も重篤な合併症である。TE、インプラントを扱う際は、清潔操作を徹底する。また針などで、TE、インプラントを破損しないように十分注意する必要がある。

② 手術の流れ

ティッシュ・エキスパンダー挿入術

1. 体位の固定

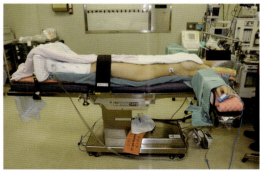 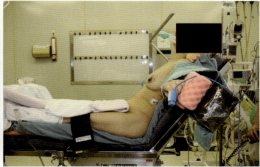

上肢は90°外転位とする。術中に座位にするため、実際に座位にして問題がないか確認する。患者の股関節の位置を手術台の屈曲部に合わせておく。また、足底板を使用することで、座位にしたときに体がズリ落ちないようにできる。

point!
腰部の位置、L字型固定器と上腕が接触していないか、座位での頭部の安定性などを確認する。麻酔科医と座位で気道が確保されていることを確認する。

2. 大胸筋下の剝離

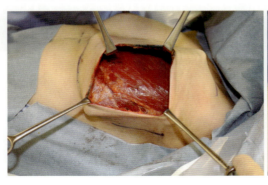 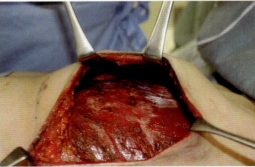

TEを挿入するための、ポケット作成を行う。大胸筋の外側縁から内側へ向かって、筋肉下を剝離していく。深部は見えにくいため、ライト付き筋鉤を使用する。特に裏面から筋体に入る内胸動脈穿通枝に注意する。

point!
器械出し看護師は、ライト付き筋鉤が必要か確認し、早めに準備しておくとよい。深部分では、鑷子や電気メスの柄の長さを変える。電気メスの尖端は、まめに生食ガーゼなどで拭き取る。

3. 前鋸筋膜脂肪弁の剝離

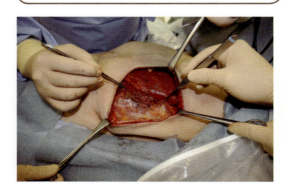

TEポケットの外側部分の剝離である。鑷子やペアンなどでつまみ上げると剝離しやすい。

point!
切開創からの視野はよくなるので、電気メスを再び短いものにする。

4. 尾側の剝離

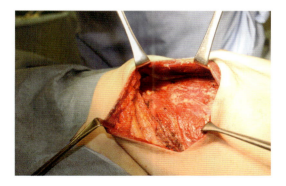

TEポケット下方部分の剝離である。剝離する範囲は、健側の乳房下溝に合わせて、術前に立位でマーキングしておく。大胸筋付着部の尾側から始まる、腹直筋前鞘上もしくは前鞘下を剝離する。

point!
ポケット作成が完了したら、外回りの看護師はTEを準備する。サイズが数種類準備してある場合があるので、必ず術者に確認してから開封するようにする（ダブルチェック）。

5. TEの挿入

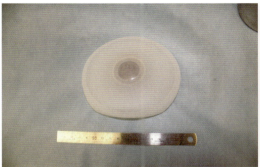

乳房再建用TE

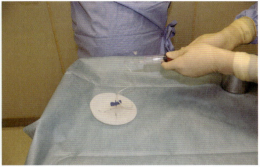

空気を抜いているところ

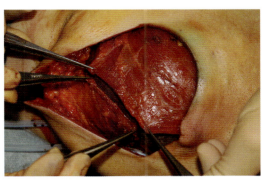

TEを挿入しているところ

現在使用できる乳房再建用のTEは、アラガン社製のナトレル®133のみである。ポートが組み込まれた一体型で、空気が入った状態で梱包されているため、空気を抜き取る必要がある。翼状針と20mLシリンジを用いてTEの空気を抜き、生理食塩水を100mL程度注入する。TEはポートの位置などに注意し正しい向きで挿入する。

point!
器械出し看護師は、翼状針と20mLシリンジを準備する。術者、助手、看護師ともにTEを取り扱う際には、清潔手袋を交換したほうがよい。外回りの看護師は、TEに注入した生理食塩水量およびTEの製品番号など控えておく。

6. 座位での確認

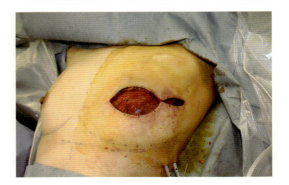

皮膚は仮縫合もしくはテープなどで閉創し、座位にして確認する。左右の形態を確認し、TEの位置に問題がないか判断する。剥離範囲が足りない場合は、ポケットの剥離を追加する。

point!
外回り看護師は、シーツがかかっていて見えない部分などにトラブルがないか注意する（腰部の位置、両上肢・両下肢の位置や落下の有無、神経圧迫の有無）。一気に座位にするのではなく、少しずつ挙上していく。

7. 洗浄、ドレーン挿入、閉創

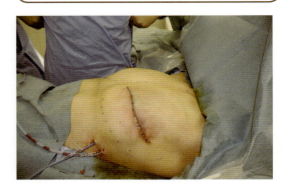

TEをいったん取り出し、ポケット内を洗浄、止血を確認する。筋肉下のポケットおよび乳房切除部へ、各1本ずつ閉鎖式ドレーンを挿入する。再度TEをポケットに挿入し、閉創に移る。TEは大胸筋と前鋸筋膜脂肪弁で被覆することが重要である。

point!
器械出し看護師は、ドレーンの準備と、閉創に用いる縫合糸の確認をする。ドレーンや縫合糸は、早めに器械台に出しておくと不用意にTEを破損する可能性もあるので、注意する。

乳房インプラント入れ替え術

1. 体位の固定、TE の抜去

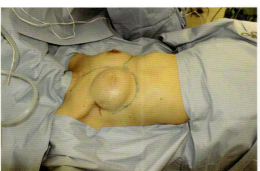
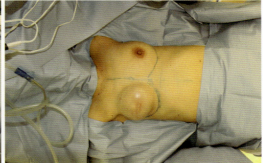

皮膚および筋肉を切開する。TE の被膜を切開すると、あとは用手的に TE 周囲の被膜を剥離できる。

point!
TE の周囲には被膜が形成されており、指がとどかないような深部を剥離する場合は、筋鉤や脳ベラなどで行う。

2. 被膜（カプセル）切開

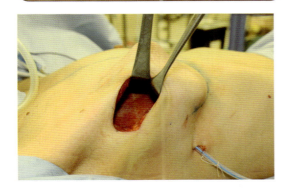

TE が適切に位置に入っていればインプラントを挿入するのみでよいが、必ずしも正しい位置にあるとは限らない。追加の剥離が必要であれば、被膜を切開してポケットを広げる。カプセルは硬く伸展が悪いので、内側から格子状に切開を入れることもある。

point!
ポケット深部での手術操作を要する場合は、ライト付き筋鉤や電気メスの長柄を用意する。

3. 乳房下溝の固定

健側より低い位置に TE が挿入されていた場合や、シャープな乳房下溝を出したい場合に行う。大きめの針付き吸収糸で、作成したい乳房下溝部の皮膚・皮下組織を胸壁に固定する。

point!
サイザーやインプラントを挿入して確認した後に、乳房下溝の固定が必要となる場合もある。このため、この手技は座位で行う場合があり、注意が必要である。

4. インプラントの挿入、座位での確認、閉創

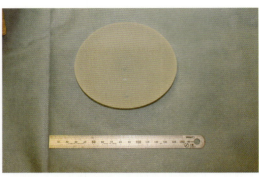

シリコンブレストインプラント

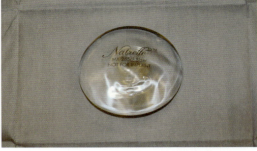

サイザー

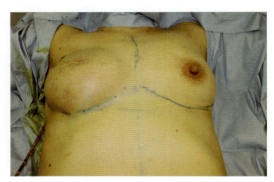

手術終了時

準備したインプラントを作成したポケットへ挿入する。インプラントには上下、表裏があるので向きに注意する。サイザーを使用することもある。サイザーは、準備したインプラントの大きさが間違っていないか判断するためのものであり、さまざまなサイズがある。滅菌して複数回使用することができる。座位で確認し問題なければ、洗浄、ドレーン挿入後、閉創とする。

 point!
インプラントはいくつか準備していることが多いので、開封時は医師とダブルチェックする。インプラントを扱う際は、滅菌手袋を交換し、外回り看護師は、製品番号などを控えておく。

まとめ　4

① 手術の現状と今後の展開

　乳房再建には、従来、広背筋皮弁や腹直筋皮弁などの自家組織を用いた再建法が行われてきたが、エキスパンダー／インプラント法は、身体のほかの部分に傷をつけることがなく、世界的にはスタンダードな方法である。日本でも2014年1月に人工乳房（乳房インプラント）を用いた一連の再建が保険適応となり、現在、主流となりつつある。ただし、乳房オンコプラスティックサージャリー学会に認定を受けた施設のみで実施可能な方法であり、手術適応はStage Ⅱまでの病期が推奨されている。また、下垂した大きな乳房をインプラントで再現することは難しく、自家組織を用いた再建も引き続き行われていくものと考えられる。

② 看護のポイント

　乳癌は、癌になってしまったということに加え、乳房を失うという女性にとって精神的負担の大きい疾患である。男性には実体験のないことであり、女性看護師の手助けは必須である。術前からの心理的ケアやサポートが重要である。エキスパンダー／インプラント法は、TE を挿入後に数週間をかけて生理食塩水を注入し皮膚を拡張させ、拡張終了後、約6カ月程度の留置期間を経てインプラントへ入れ替える方法である。TE の挿入は皮膚を伸展し、柔らかさを維持する目的がある。乳癌手術と同時に行われる一次再建は、TE 挿入によりある程度の膨らみを保ったまま手術を終えることができ、喪失感や精神的落ち込みが軽減されることがメリットである。

③ 器械出し看護師への要望

　手術の流れを把握し、必要な器械などを適切に準備するよう心掛ける。TE やインプラントは、破損したり不潔にしたりすると代替品がないので、取り扱いには特に注意する。

④ 合併症、トラブル時の対応

　術後血腫や漿液腫などを契機に、感染をきたすことが最も重篤な合併症である。TE やインプラント周囲に血腫が生じた場合、再手術が必要となることがある。数週間経過してから感染が起こることもあるため、患者へは熱感や発赤を生じたときは早めに受診

するよう指示しておく。また、トラブル防止の観点から、TEではポートに金属部分があるため、TE挿入中のMRIが禁忌であること、インプラントは半永久的なものではなく、経年劣化が進むため、インプラントの入れ替え手術を行う場合があることを、術前に患者の理解を得ておく必要がある。さらに、転倒や車の追突などで、胸部を強く打撲すると、TEやインプラントは破損する恐れがあることを医療者は知っておく必要がある。

引用・参考文献
1) 朝戸裕貴. インプラントによる乳房再建の適応. 形成外科. 58 (2), 2015, 129-32.
2) 八島和宜ほか. 人工物を用いた immediate secondary reconstruction. 形成外科. 58 (2), 2015, 133-46.
3) 棚倉健太. "ティッシュ・エキスパンダー". がん研有明病院 乳房一次再建術：根治的, 整容的な乳癌治療を目指して. 澤泉雅之編. 東京, 日本医事新報社, 2015, 65-82.
4) 矢野健二. "人工乳房". 乳がん術後一期的乳房再建術：乳癌術式に応じた乳房再建のテクニック. 東京, 克誠堂出版, 2007, 138-61.

第 2 章

⑬ 伏在静脈抜去切除術 （不全穿通枝および表在静脈瘤切除 も含む）

横浜労災病院 形成外科
副部長
北山晋也

横浜市立大学医学部 形成外科
主任教授
前川二郎

第2章 1 手術の概要

> **手術 MEMO**
>
> ● **適応疾患**：大・小伏在静脈瘤（伏在型）、繰り返す皮膚炎による色素沈着や皮膚乾燥・血栓性静脈炎・皮膚潰瘍を生じたものは積極的適応、それらはないがだるさやむくみ・こむら返りなどの症状を伴うものは相対的適応としている
>
> ● **麻酔の種類**：全身麻酔または腰椎麻酔、TLA（tumescent local anesthesia）
>
> ● **体位**：仰臥位、患側肢は股関節外転・膝関節軽度屈曲位として下肢内側面〜後面にアプローチしやすくする
>
> ● **使用器具**：メス、鑷子、剪刀、モスキート鉗子、小筋鉤、フックなど一般的な手術器具（形成用の先端が繊細なものが望ましい）、ストリッパー、バラディフック、絹糸（結紮用：3-0程度、牽引用：0号程度、40cm、ストリッピング用：0号程度、60cm）、エコーなど
>
> ● **要注意トラブル**：出血、血腫、下腿知覚神経の障害
>
> ● **平均手術時間**：処理を行う箇所の数にもよるが、1〜2時間程度

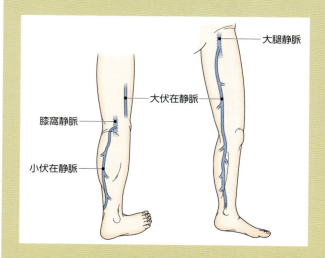

エコーで、伏在静脈と瘤化した表在静脈、および異常所見のある分枝や穿通枝を同定・マーキングする。大腿部分は鼠径の主要分枝を処理後にストリッパーを用いて大伏在静脈を抜去し、下腿部分では異常所見を認める静脈部分を剥離して引き出し、結紮切除する。必要に応じて表在瘤も切除する。創を縫合して包帯で圧迫固定して終了。

手術の流れがわかる！ フローチャート 2

1. エコー、マーキング

▼

2. 血管周囲へのTLA液の注入

▼

3. 大伏在静脈近位・遠位（鼠径部・膝部）の剥離と分枝の処理

▼

4. 下腿異常静脈の剥離・切除

> **ここが山場**
> 線維化が強い症例などでは、剥離の際に静脈が破綻して予期せぬ出血をきたすことがある。また、下腿では知覚神経が静脈に伴走しており、慎重な操作が必要となることもある。必要な道具をすぐに渡せるように、術野の状況をよく観察して備えておく。

▼

5. 表在瘤の切除

▼

6. 大腿部ストリッピング、圧迫止血

> **ここが山場**
> ストリッパー挿入中は出血が続くため、必要な道具をあらかじめ準備しておき、素早く術者に手渡す。ストリッピング後には、十分な圧迫止血を行う。これを怠ると術後血腫や疼痛の遷延などを引き起こす可能性がある。

▼

7. 創縫合・ドレッシング

3 手術の流れと介助のポイント

① 手術進行における留意点、器械出しの注意点

血管の牽引・結紮などに数種類の太さ・長さの絹糸を使用するので、指示されたものをすぐに渡せるように準備しておく。ストリッパーは長く、跳ねやすいため、扱う際には不潔にならないよう注意する。予期せぬ出血が起こることもあり、術野の状況を常に把握する。

② 手術の流れ

1. エコー・マーキング

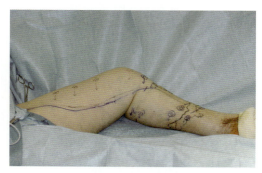

エコーを使った大伏在静脈の走行と
主要な異常分枝や穿通枝のマーキング

伏在静脈の走行と主な分枝、異常穿通枝・表在瘤の状況をエコーを用いて確認し、病変部の抜去に必要な皮膚切開線をデザインする。

point!
生理食塩水で皮膚を濡らしてエコーを確認し、ガーゼで拭いてマーキングを繰り返す。生食ガーゼ・乾ガーゼ・ピオクタニンペンなどを必要に応じて術者に渡す。

2. 血管周囲へのTLA液の注入

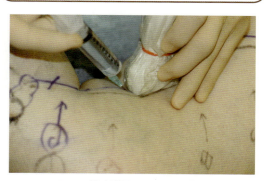

エコーガイド下でのTLAの実施

TLA液を大伏在静脈周囲に注入する。エコーガイド下に針先の位置を確認し、血管外膜上に尾側から頭側方向へ注入していく。表在瘤周囲の注入にはエコーは用いず、皮膚と瘤の間の層に注入する。

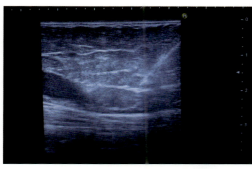 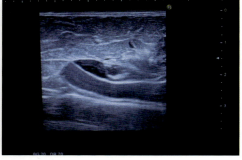

TLA中のエコー像。大伏在静脈と注射針を確認し、伏在静脈周囲にTLA液を注入

point!
TLA液は生理食塩水250mL・1%エピネフリン入りキシロカイン40mL・7%重炭酸ナトリウム液10mLを混合したものを使用している。疼痛緩和・止血効果および血管周囲の剥離（hydro dissection）の目的で使用する。多量に注入するので事前に混合液を準備しておき、順次術者に手渡す。術者はエコー画面を見ながらの操作となるので、受け取りやすいよう確実に手渡しする。

3. 大伏在静脈近位・遠位（鼠径部・膝部）の剥離と分枝の処理

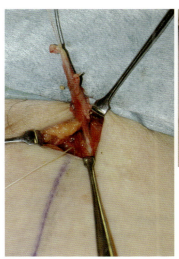 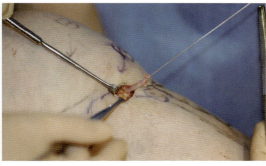

膝部での大伏在静脈の剥離

鼠径部で大伏在静脈の4分枝の処理を行い、大腿静脈との合流部まで剥離

大腿部ストリッピング予定範囲の近位（鼠径部）と遠位（膝部）で大伏在静脈を同定・剥離する。大伏在静脈本管を0号絹糸で結紮して切離し、絹糸で血管を牽引しながら剥離を進め、剥離範囲に現れる分枝を3-0絹糸で結紮切離する。特に大腿静脈との合流部近傍の分枝は、再発予防のためにすべて結紮切離して、同部の大伏在静脈も大腿静脈との合流部の手前で結紮切除する。これらの操作により大腿部の大伏在静脈は両端が絹糸で結紮された状態となる。

point!
ここで使用する手術器具の種類は少ないが、牽引・結紮のために複数の太さの絹糸を次々に使用するので、必要なものを素早く渡せるように準備をしておく。ストリッピングは最後に行うので、ここでストリッパーは使用しない。

4. 下腿異常静脈の剝離・切除

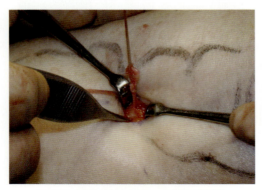

下腿での異常分枝の処理。穿通枝が筋膜を貫いて大伏在静脈に合流している

エコーで異常所見を認めた下腿部の大・小伏在静脈や穿通枝の近傍に皮膚切開を加え、異常部分の静脈を同定・剝離し、3号絹糸などで結紮して切除する。操作を行う箇所の位置や数は症例によって異なる。下腿部の大・小伏在静脈には知覚神経が伴走しており、これらは温存する。

point!
基本的な動きは 3. と同様である。線維化が強い症例などでは、剝離の際に静脈が破綻して予期せぬ出血をきたすことがある。また、特に小伏在静脈は、近傍に腓腹神経が伴走しており慎重に操作を行う。必要な道具をすぐに渡せるように、術野の状況をよく観察して備えておく。

5. 表在瘤の切除

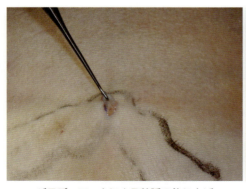

バラディフックによる静脈の釣り上げ

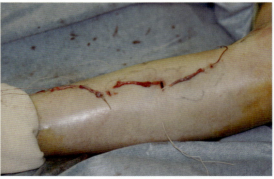

表在瘤切除後の状態

皮膚に No.11 メスで小切開をおき、血管周囲をバラディフックのヘラ状の部分で剝離したのち、カギ状の部分で静脈を引っ掛けて釣り上げるようにして創から引き出す。引き出した静脈を結紮切離して、牽引しながら分枝を順次、結紮切離してゆき、可及的な範囲で血管剝離を行う。上記操作を数カ所に行って、表在瘤を抜去切除する。表在瘤の全長を切除する必要はなく、流入部分周囲数 cm をもれなく処理すれば、術後の圧迫により表在瘤は閉塞し消失する。

point!
ここも、基本的な動きは 3.4. と同様である。表在瘤が目立たない症例や、大・小伏在静脈や穿通枝の処理により表在瘤への流入が途絶したと考えられる箇所では、この操作は省略されることもある。

6. 大腿部ストリッピング、圧迫止血

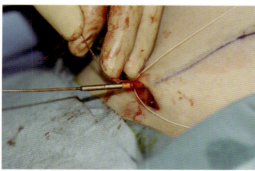

ストリッパーの挿入（本症例では遠位から
では挿入に抵抗があったため、近位から遠
位に向かって挿入している）

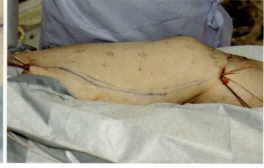

ストリッパーを大腿部大伏在静脈に通した状態

3. で剥離した大腿部の大伏在静脈の遠位に切開を入れ、そこからストリッパーを血管内に挿入して近位へ進める（遠位からの挿入が困難な場合は近位から挿入することもある）。反対の結紮部に到達したら同様に血管に切開を入れてストリッパー先端を血管外に出し、後端が血管挿入部の手前に来るまで引き出す。60cm0号絹糸で静脈の近位・遠位をストリッパーごと結紮する。この絹糸は、ストリッピング時に大腿皮下で大伏在静脈本管が断裂した際、反対方向へストリッピングし直すための牽引糸である。そのため、ストリッピング中は、常に創外に残るよう、できるだけ片側が長くなるように結紮する。
ストリッパーを引き抜き、大伏在静脈の抜去を行う。処理していない途中の分枝は、引きちぎられることになるため、抜去後は、用手的に抜去部を5分以上、圧迫止血する。

point!
ストリッパー挿入中は出血が続くので、素早い操作を心がける。術野の状況をよく観察して必要な道具をあらかじめ準備しておき、素早く術者に手渡す。ストリッパーは長く弾力性があるため跳ねやすい。不潔にならないよう注意する。

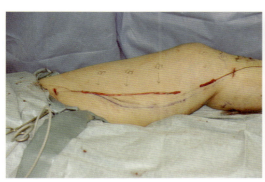

大伏在静脈を抜去した状態

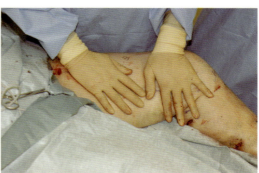

用手圧迫止血

7. 創縫合・ドレッシング

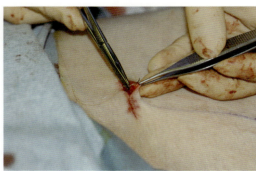

真皮縫合　　　　　　　　　　　　サージカルテープでの皮膚の固定

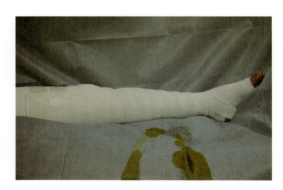

包帯を巻いた状態

止血を確認した後に真皮縫合を行い、皮膚はテープ固定とする。弾性包帯を巻いて足〜大腿部を軽度圧迫し、手術を終了する。

まとめ 4

第2章

⑬伏在静脈抜去切除術（不全穿通枝および表在静脈瘤切除も含む）

① 手術の現状と今後の展開

　古典的なストリッピング手術では、大・小伏在静脈を全長にわたって抜去するが、下腿では、抜去の際に伴走する知覚神経が障害されることがある。近年では、弁不全に対する詳細な検査により、逆流や瘤化などの責任病変部が同定できるため、病変部位のみを選択的に抜去・切除して正常部分は残す、選択的ストリッピング手術が広く行われるようになっている。この方法では、下腿の伏在静脈抜去を行わないため、神経障害のリスクを大きく減らすことができる。さらに抜去範囲の少ない限局的ストリッピング手術なども報告されており、逆流のある部分をどこまで抜去切除するのがよいのか、今後検討していく必要がある。

② 看護のポイント

●術前

　静脈瘤患者には高齢者も多く、ADLや併存症などについて事前に把握しておく。また、血管を扱う手術であるため、抗凝固薬内服の有無などについても確認する。患部（特に下腿部分）の線維化が強いと手術時間や術中出血が増えやすくなるため、患肢に炎症性の色素沈着や皮膚の硬化など、長期の炎症に伴う線維化の傾向がないかも確認しておく。

●術中

　脊椎麻酔で手術を行う場合には、意識下の手術となるため患者の表情などを観察して積極的に声掛けなどを行い、患者が緊張なく手術を受けられるような配慮が望ましい。

●術後

　術後、創部からの出血が起こることがあるため、帰室までは包帯からの血液の染み出しなどに注意して観察を行う。

③ 看護師への要望

●器械出し看護師への要望

　どんな手術でも言えることであるが、手術の流れを理解しておき、術野の状況をよく観察して次に必要な道具を予測して準備しておくことが大切である。必要な道具がすぐに出てくるとタイムロスが減るだけでなく、手術にリズムが生まれ、術者は手術がやりやすくなる。剥離・結紮といった同じ手術操作の繰り返しとなる場面もあるが、冗長な

雰囲気とならないようにキビキビと動いてもらえると、手術にメリハリが出る。

●外回り看護師への要望

　エコープローブをカバーに入れる、エコー画面の向きや距離・ゲインの調整・フリーズ操作など、術中にエコーに関連した動作を外回り看護師にお願いする場面があるので、適宜対応できるように準備をお願いしたい。

④ 合併症・トラブル時の対応

　線維化の強い症例や静脈壁がもろい症例などでは、結紮前の静脈が断裂して出血を起こすことがある。断端が深部に引っ込んでしまい同定できない場合でも、多くは圧迫止血により対応可能であるが、可能であれば断端を探し出して結紮することが望ましく、ライトや鉤で術野を見やすく展開することが大切である。ストリッパーが遠位からではうまく進められない場合や、大腿部皮下で大伏在静脈が断裂してしまった場合などは、近位からストリッパーを挿入することで対応できる場合がある。断裂した静脈が皮下に残った場合は、牽引用に長く残した絹糸を手がかりにして摘出する。

第2章

⑭眼瞼下垂症手術

信州大学医学部 形成再建外科学教室
教授
杠 俊介

第2章 1 手術の概要

手術 MEMO

●**適応疾患**：
- **腱膜性眼瞼下垂症**[1]：後天的に眼瞼挙筋腱膜と瞼板とのつながりが緩むか腱膜自体が延びて生じる眼瞼下垂症
- **先天性眼瞼下垂症**[2]：先天的に上眼瞼挙筋の機能がないか低下している眼瞼下垂症

●**麻酔の種類**：局所麻酔（腱膜性眼瞼下垂症と一部の先天性眼瞼下垂症の成人）
全身麻酔（先天性眼瞼下垂症の小児）

●**体位**：仰臥位

●**使用器具**：
眼瞼形成手術基本セット：消毒鉗子、布鉗子、モスキート鉗子、メスホルダー、口蓋形成用反剪刀、ナイロン抜糸剪刀（ギザ歯付）、形成細部鑷子（有鉤）、微小血管鑷子（有鉤）、マッカンドー鑷子（無鉤）、バイポーラ型電気メス小鑷子およびコード、小扁平鉤（幅5mm）、斜視鉤、形成マイクロ型持針器、丹下式口蓋裂形成用持針器
腱採取用追加セット（先天性眼瞼下垂症の場合）：モスキート鉗子、剥離用精細モスキート鉗子、メスホルダー、メッツェンバーム反剪刀、ナイロン抜糸剪刀（ギザ歯付）、マッカンドー鑷子（無鉤）、小扁平鉤（幅5mm）、ランゲンベック扁平鉤（1A）、腱把持鉗子（アリス鉗子）、ヘガール持針器

●**要注意トラブル**：出血（球後出血）、角膜損傷、閉瞼不全

●**平均手術時間**：1～2時間

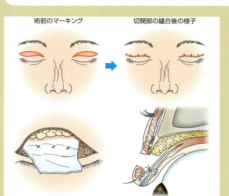

術前のマーキング　切開部の縫合後の様子

余剰眼瞼皮膚眼輪筋の切除、および眼窩隔膜を切開して眼瞼挙筋腱膜を露出し腱膜と瞼板とのつながり回復すべく縫着を行う[3]。眼瞼挙筋が欠損している場合には大腿筋膜張筋腱を瞼板と前頭筋とを眼窩隔膜の後方でつなぐように移植する[2]。

手術の流れがわかる！　フローチャート　2

第2章　⑭眼瞼下垂症手術

1. マーキング、局所麻酔

2. 皮膚切開

3. 余剰皮膚眼輪筋切除

4. 眼窩隔膜切開、眼瞼挙筋腱膜表面露出

5. 眼瞼挙筋腱膜内角と外角切開

ここが山場

挙筋腱膜の両端である内角と外角の切開減張に際しては、周囲に血管や神経（涙腺神経）が隣接密集しているため、小扁平鉤、斜視鉤、小反剪刀、バイポーラ鑷子、止血用吸収材などを、切開、展開、止血に応じて、効率よく確実に渡す。

6-1. 眼瞼挙筋腱膜瞼板縫着　　6-2. 大腿筋膜移植
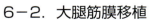

7. 余剰腱膜切除

ここが山場

瞼板前組織を鑷子で把持挙上し、角膜表面から眼瞼を浮かせた状態で眼瞼挙筋腱膜と瞼板を非吸収糸で縫着するが、術者の目が術野から離れないように効率よく持針器を渡す。この縫着により、上眼瞼の挙上具合が決定される。

8. 皮膚腱膜皮膚縫合

9. 皮膚縫合

OPE NURSING 2017 臨時増刊　199

第2章 3 手術の流れと介助のポイント

① 手術進行における留意点、器械出しの注意点

- 止血操作が多いので、血液を拭くものとバイポーラ鑷子を、いつでも素早く出せるように準備しておく。
- 電気メスの出力をあらかじめセットしておくが、場面により出力変更が求められるので、変更が迅速に行えるようにする。
- 術野に眼球があるので、術者が術野から目を離さずに器械を手にできるようにする。
- 先の細い器械は破損しやすいので注意深く扱う。
- 局所麻酔手術の場合には、無影灯のオンオフが手術中に何回か行われるので、外回り看護師はスイッチ近くに位置取るようにする。あるいは、術者や助手が無影灯を必要時に動かせるように、無影灯に滅菌ハンドルをつけておく。

② 手術の流れ

1. マーキング、局所麻酔

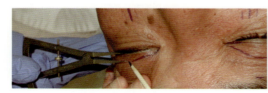
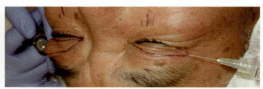

ピオクタニン色素を竹串につけてマーキングを行う。10万倍エピネフリン加 1% リドカインによる眼輪筋伝達麻酔をロック付シリンジに 27〜30G 注射針をつけて、片側 5mL 前後、局注する。

point!
マーキングの際には、カリパーで適時計測を行うのでカリパーを準備しておく。マーキングと局所麻酔薬の注射は術野消毒前に行うことが多いので、必要物品を術者の傍らに並べておくとよい。

2. 皮膚切開

作図に沿って皮膚を No.11 メスで切開する。No.15 メスを用いる術者もいる。さらに最近では切開に炭酸ガスレーザーを用いる施設もある。

point!
薄く柔らかく位置が安定しない眼瞼皮膚を作図通りに正確に切開するためには、よく切れるメス刃が必要である。切れの悪い刃は即座に交換が要求されるので、替刃を準備しておく。炭酸ガスレーザーを用いる場合には、コンタクトシェルを用意しておく。

3. 余剰皮膚眼輪筋切除

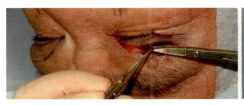
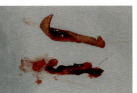

切除予定作図範囲内の皮膚眼輪筋を反剪刀で切除する。血管が豊富なため、切除を追加するたびに出血点が発生するので、確実にバイポーラ電気メスを用いて止血を行う。この操作に炭酸ガスレーザーを用いると出血が少ない。

point!
切除と止血を繰り返すので、ガーゼ、眼科手術用棒状吸収材（OSA）や特殊瞬間吸収三角形スポンジ（ESS）、バイポーラ鑷子を即座に術者に渡せるように準備しておく。バイポーラの出力を事前に術者に確認のうえ、合わせておく。

4. 眼窩隔膜切開、眼瞼挙筋腱膜表面露出

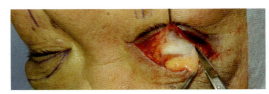

眼輪筋下の結合組織を止血しながら横切開していくと、白い眼窩隔膜が出現する。これも横切開すると、眼窩脂肪が切開部より突出してくる。この隔膜切開を広げ眼窩脂肪を頭側へよけると、眼瞼挙筋腱膜表層が露出する。

point!
この層の切開でも止血と切開を繰り返しながら手術が進行するので、止血器具と反剪刀を、繰り返し、術者の手を止めないように迅速に渡す。眼窩隔膜裏面の確認に斜視鉤を用いることもあるので、この段階で準備しておく。

5. 眼瞼挙筋腱膜内角と外角切開

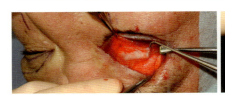
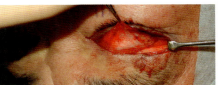

腱膜の両端である内外角を切開する。外角切開には、小扁平鉤で眼窩脂肪と涙腺を避け、小反剪刀で腱膜を縦切開し、斜視鉤で腱膜を浮かせながら切開を広げる。完成すると涙腺表面に涙腺神経の神経血管束が露出する。

point!
筋鉤や斜視鉤が適時出せるようにしておく。同部の切開には痛みを訴えることがあり、局麻剤を追加することもあり、術野に出さないまでも、出す心構えはしておく。

6-1. 眼瞼挙筋腱膜瞼板縫着

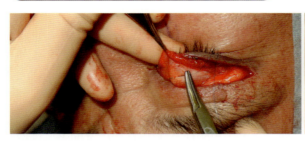
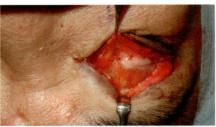

挙筋腱膜を瞼板前面に3カ所、6-0 ポリプロピレン（プロリーン®）などの非吸収糸で縫合固定する。通常2、3カ所固定する。縫着と開閉瞼の確認を繰り返しながら1針ずつ手術をすすめる。

point!
6-0 非吸収糸を持針器につけて、術者が術野から目を離すことなく、術者に渡せるように用意しておく。外回り看護師は、開閉瞼確認の際に、無影灯のオンオフあるいは術野への当てよけを頻繁に行うので、その位置にいる。

6-2. 大腿筋膜移植

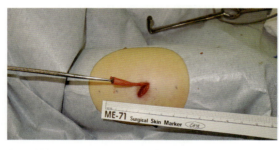
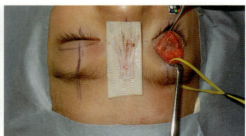

大腿外側の小皮膚切開から大腿筋膜張筋腱を採取する。眼瞼重瞼線と眉毛頭側の切開から眼窩隔膜下に作成したトンネルに腱を細工して移植する。腱の上下端を6-0 非吸収糸で前頭筋と瞼板に縫着する。

point!
腱採取の器械と上眼瞼操作に用いる器械は、大腿と顔面の清潔度の違いの観点から別に準備して、混同してはならない。上眼瞼操作の器械出し看護師が、手袋を変えずに腱採取の器械出しをしてはならない。

7. 余剰腱膜切除

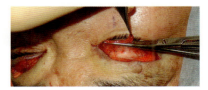

眼瞼挙筋腱膜を瞼板に固定した後に、重瞼線となる眼瞼皮膚縫合線よりはみ出す腱膜をモスキート鉗子で挟み、切除し、切断端をバイポーラ電気メスで止血する。

point!
術者は余剰腱膜を鑷子でつまみ、反剪刀で腱膜を切除するので、その間、モスキート鉗子を持ち、腱膜が鉗子の重みで引っ張られないようにする。

8. 皮膚腱膜皮膚縫合

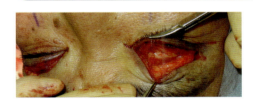

眼瞼皮膚縫合線が重瞼線となるように、瞼縁側皮膚切開面、腱膜端と頭側皮膚切開面を数カ所で縫合固定する。6-0 吸収糸（PDS®II）で縫合する。

point!
6-0 吸収糸を持針器につけて術者に渡す準備をする。両端針の糸の場合には糸を半切しておく。

9. 皮膚縫合

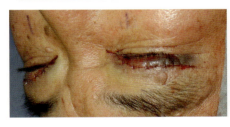
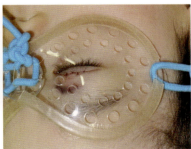

重瞼線の皺をつける皮膚腱膜皮膚縫合点以外に残存している切開創を縫合閉鎖する。6-0 吸収糸（PDS®II）で縫合する。小児には皮膚縫合後に創部をカバーして守るため透明眼帯を装着する。

point!
持針器にセットした 6-0 吸収糸を術者に渡した後に、糸切りを担当することがある。ナイロン抜糸剪刀を用いて、結び目から 1〜2mm 程度の長さで糸切りする。透明眼帯周囲に薄型のハイドロコロイド被覆材を貼って皮膚を保護する。

④ まとめ

① 手術の現状と今後の展望

　眼瞼下垂症の手術は全国の病院の形成外科やクリニックで近年多く行われるようになってきている。今後の高齢化に伴い、さらに手術件数の増加が見込まれる。使用する器械や縫合糸に関しては施設により多少違いがあるが、注意点の基本は同様である。眼瞼下垂症手術をさらにすすめた手術に眼瞼痙攣の手術があり、この手術を行う施設も増えてきている。

② 看護のポイント

●術前

　腱膜性眼瞼下垂症の手術なのか、大腿筋膜移植による先天性眼瞼下垂症の手術なのか、さらに眼瞼痙攣の手術なのかをしっかりと把握しておくこと。抗凝固薬や抗血小板薬などの内服薬についての情報をしっかりと得ておくこと。

●術中

　止血操作が迅速に的確にできるよう介助すること。開閉瞼の程度の確認が迅速にできるように介助すること。

●術後

　術後出血、血腫形成の早期発見が最重点観察事項である[4]。急激な眼窩周囲の腫脹の増大や皮膚色の変化に留意する。術後数日はいきむ力作業や頭を下げる姿勢を自粛させる。透明眼帯装着時にはそのずれや皮膚変化をチェックする。

③ 合併症・トラブル時の対応

　術後出血や血腫形成時には、早期の開創止血処置が必要となるので、主治医に躊躇せず迅速な報告を行うこと。

引用・参考文献
1) 松尾清. 眼瞼下垂. 綜合臨床. 60, 2011, 992-4.
2) 野口昌彦ほか. 先天性眼瞼下垂症に対する治療戦略. 形成外科. 53 (1), 2010, 15-26.
3) 杠俊介ほか. 眼瞼下垂症：眼窩隔膜を利用した眼瞼下垂症手術. ペパーズ. 51, 2011, 33-41.
4) 深澤大樹ほか. 眼瞼形成手術の術後腫脹・血腫の軽減のための圧迫ドレッシングの理論と実際. 形成外科. 52 (7), 2009, 823-9.

第2章

⑮腋臭症手術

日本大学医学部 形成外科学系 形成外科学分野
外来医長
樫村 勉

主任教授
仲沢弘明

第2章 術式別の術中看護マニュアル

1 手術の概要

> **手術 MEMO**
>
> ● **適応疾患**：腋臭症
>
> ● **麻酔の種類**：局所麻酔（全身麻酔）
>
> ● **体位**：仰臥位、両上肢外転・両肘屈曲位
>
> ● **使用器具**：電気メス、剪刀、スキンフック（術者2人により左右同時進行になる場合には、2セット準備）、絹糸、ペンローズドレーンなど
>
> ● **要注意トラブル**：出血
>
> ● **平均手術時間**：片側45分〜1時間

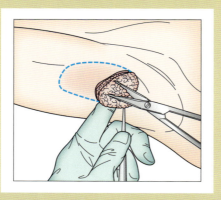 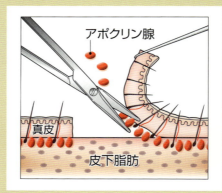

腋臭症は、腋窩部のアポクリン腺から分泌される汗が、皮膚に常在する細菌の作用により悪臭が発生する。腋臭症に対する手術は、においの原因となるアポクリン腺を除去し、症状の改善を図るものである。
本稿では、剪刀を用いてアポクリン腺を切除する「剪除法」について述べる。

剪除法：腋窩の皮膚を切開した後、反転し真皮下のアポクリン腺を剪刀で切除する。

手術の流れがわかる！ フローチャート 2

⑮ 腋臭症手術

1. 体位とデザイン

▼

2. 麻酔

ここが山場
2〜3倍に希釈した1%Eキシロカインを両側で20〜40mL程度使用する。

▼

3. 切開

▼

4. 皮下の剝離（皮弁の作成）

▼

5. アポクリン腺の切除

ここが山場
左右両側で止血を行う場合もあり、止血用電気メスを2台準備するとよい。

▼

6. 皮膚縫合

▼

7. ガーゼ固定

ここが山場
血腫の予防ならびに皮膚の固定のため、Tie Over Dressingで創部の圧迫を行う。絹糸とガーゼを多数使用するため過不足なく準備する。

3 手術の流れと介助のポイント

① 手術進行における留意点、器械出しの注意点

腋臭症の手術は、1回で片方ずつ行う。また、2人の術者がいる場合には、左右同時進行で手術を行う。そのため、器械出し看護師は2カ所の術野を同時に観察し、介助にあたる必要がある。

② 手術の流れ

1. 体位とデザイン

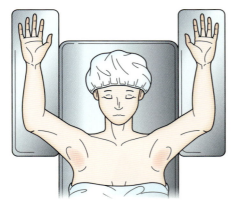

術前に両側の腋窩を除毛する。患者は、仰臥位で上肢を90°以上の外転位とし、肘関節を屈曲して体位をとる。

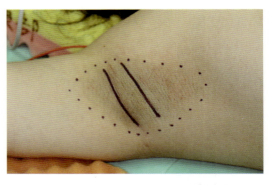

腋窩の有毛部よりやや広めにマーキングを行う。マーキングの範囲に応じて、腋窩の皺に合わせて3～4cmの切開線を1～2本デザインする。

2. 麻酔

局所麻酔は、1％リドカイン（10万倍エピネフリン添加）を2～3倍程度に希釈し、マーキングの範囲の皮下に注射する。

point!
両側の広範囲に局所麻酔を注入するため、局所麻酔の極量を超えないよう、生理食塩水などで希釈し使用する。

3. 切開

デザインに沿って皮膚に切開を加える。

4. 皮下の剥離（皮弁の作成）

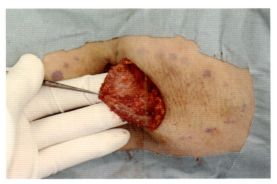

皮下の剥離後

スキンフックなどを用いて皮膚切開部分を挙上し、腋窩筋膜の層でマーキングの範囲まで皮下の剥離を行って皮弁を作成する。

point!
皮弁が薄くなりすぎると皮膚の壊死を生じる。反対に、皮弁が厚くなりすぎると肋間上腕神経などの損傷を生じることがある。

5. アポクリン腺の切除

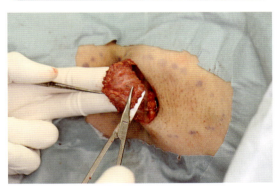

アポクリン腺の切除

剥離した皮膚の裏面に、2～3mmのオレンジ色の顆粒状のアポクリン腺が目視できる。剪刀を用いてこのアポクリン腺を切除する。アポクリン腺切除の後、止血と洗浄を十分に行う。

point!
止血を十分に行わないと血腫を生じる。

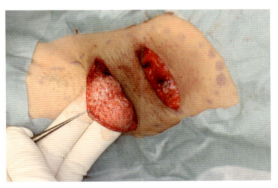

アポクリン腺の切除後

6. 皮膚縫合

真皮縫合と皮膚縫合を行う。ペンローズドレーンを創内に挿入する。ドレーンは、術後2〜3日で抜去する。

7. ガーゼ固定

術後の創部の圧迫のため、Tie Over Dressingを行う。剝離した部分の上に、さばきガーゼを置き、絹糸で固定を行う。Tie Over Dressingのガーゼは、術後1週間で除去する。

point!
Tie Over Dressingでは、さばいたガーゼを両側腋窩で20〜30枚程度準備しておく。

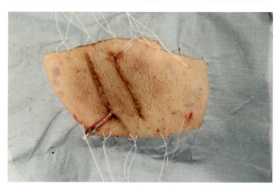

皮膚縫合、ドレーン挿入後

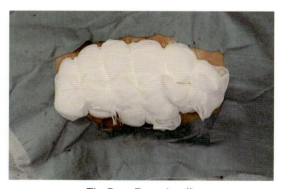

Tie Over Dressing後

まとめ 4

第2章

⑮腋臭症手術

① 手術の現状と今後の展望

　アポクリン腺の除去方法には、これまでに多くの方法が報告されてきた。そのなかで剪除法は、保険収載されている手術法であり、特殊な器具も必要としないことから、広く行われている安全な方法である。

② 看護のポイント

　剪除法を受ける患者は、若年層が多いため局所麻酔での手術に対する不安も大きい。手術範囲が広く手術時間も長くなることがあるため、術中に疼痛などを感じる患者も多い。外回り看護師は、精神的な援助も重要になる。

③ 器械出し看護師への要望

　両側同時に手術を施行する場合には、常に両側の手術の進行状況を把握し、介助を行う必要がある。

④ 合併症・トラブル時の対応

- 血腫：剝離した皮下に血液が貯留し、創の治癒が遷延する。場合により、皮弁の壊死を生じることもある。術中の止血に加え、Tie Over Dressing で圧迫止血を行う。
- 皮弁の壊死：皮弁が薄いなどの理由により、剝離した皮膚が血流障害を起こし壊死を生じる。
- 拘縮：術後に創部の拘縮（ひきつれ）を生じることがある。
- 肋間上腕神経の損傷：皮下の深い部分で剝離を行うと生じる。上腕内側の知覚障害を訴える。

OPE NURSING 2017 臨時増刊　211

第 2 章

⑯ レーザー治療

東海大学医学部 外科学系形成外科学
准教授
河野太郎

第2章 1 手術の概要

術式別の術中看護マニュアル

手術 MEMO

- **適応疾患**：
  - **色素レーザー**：単純性血管腫、苺状血管腫または毛細血管拡張症等の血管病変
  - **Qスイッチ付レーザー**：太田母斑や異所性蒙古斑、外傷性色素沈着症、扁平母斑、老人性色素斑等の色素性疾患
  - **炭酸ガスレーザー**：黒子や脂漏性角化症等の皮膚良性腫瘍に適応

- **麻酔の種類**：全身麻酔と伝達麻酔、局所注射麻酔、局所塗布麻酔、局所貼布麻酔

- **体位**：病変部が真上となるように体位をとる。体位をとっても、患部を真上にするのが難しい場合は、ベッドを上げて、レーザー光が病変部に垂直に当たりやすくなるようにする

- **使用器具**：ゴーグルは必須。使用するレーザーの波長に応じたゴーグルを使用する

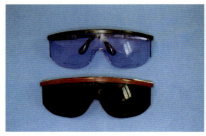 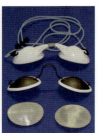

上：色素レーザー用ゴーグル
下：Qスイッチルビーレーザー用ゴーグル

患者用眼保護具

- **要注意トラブル**：最も重要なトラブルは眼損傷である。レーザー光が目に入らないように、患者にも眼保護を行う。幼小児の場合は特に重要。また、レーザー室に鏡等の反射する物品は持ち込まないように指導する。
ほかに、熱傷や治療部位の間違いを生じないようにする。

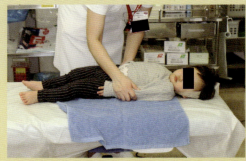
抑制帯の上にバスタオルを敷いて患児を横にした状態

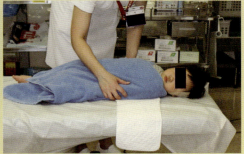
バスタオルを巻いた状態

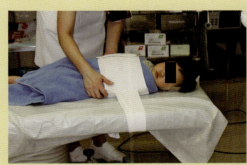
抑制帯を巻いた状態

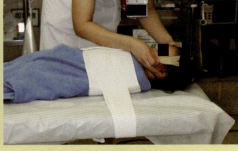
局所貼布麻酔を外すところ

幼小児の局所麻酔下のレーザー治療の場合、治療前に抑制帯等で患児を固定する。このとき、バスタオル等で体幹と肩をまいてから抑制帯で固定するとより効果的である。固定後、患児の眼保護を行う。術者だけでなく、看護師もゴーグルを装着し、照射部位が動かないように場を固定する。眼保護具を装着しているが、必要に応じて手で覆う。

第2章 ⑯レーザー治療

2 手術の流れがわかる！ フローチャート

1. 術前診察後、マーキング、麻酔塗布（局所麻酔の場合）

2. 体位固定、麻酔除去（局所麻酔の場合）

3. ゴーグルを装着し、患者の眼保護を行う

4. レーザー中は患者に声掛けをし、少しでも安心感を与える

5. レーザー後に、創部を冷却し、軟膏を塗布し、ガーゼ保護を行う

6. 再来日までの術後ケアについて説明

手術の流れと介助のポイント

① 手術の進行における留意点、介助者の注意点

- 疾患でレーザー治療機器が異なるので、疾患にあったレーザー機器が立ち上がっていることを確認する（立ち上げに数分から20分かかる）。
- 治療前後の冷却を医師に確認し、冷却が必要な場合は、アイスパックを準備し、患部を冷却する。
- レーザー治療前に、日焼け止めや麻酔クリーム等がしっかりと取れているかを再確認する。

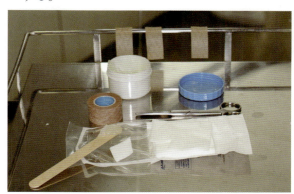

- 治療前に、術後のドレッシングの準備（軟膏、ガーゼ、テープ）をしておく。

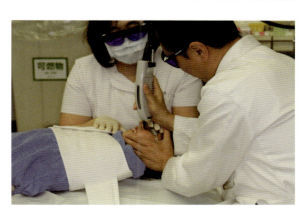

- レーザー治療で最も大事な点は、レーザー光が垂直に均等に照射されることである。そのため、病変部がベッドに水平になるように体位をとる。また、緊張や痛み等で、病変部がしわになっている場合は、周囲を進展して、しわにならないようにする。

- 患者は目が開けられないため、常に声掛けを行い不安の軽減を図る。

- 照射後、冷却を行い、事前に準備した軟膏を塗布し、ガーゼで覆ってテーピングする。

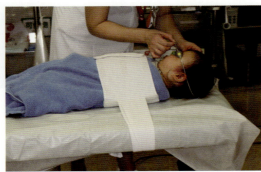
眼保護具を装着した状態

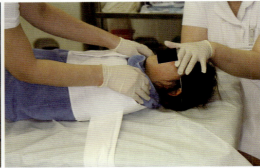
治療時の状態

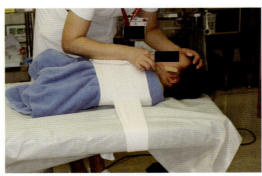
治療後の軟膏塗布

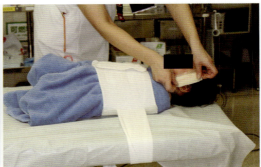
ドレッシングをしている状態

まとめ 4

第2章

⑯レーザー治療

① 手術の現状と今後の展開

　レーザー機器の進歩により、治療効果と安全性が向上してきた。今後も改善していくと考えられる。

② 看護のポイント

●術前

　麻酔が効くまでに30分から1時間かかる。幼小児の場合、その間は禁飲食とし、麻酔薬を剥がさないように付き添いの家族に説明する。また、できるだけ治療直前まで家族がそばにいられるように配慮する。

●術中

　術中に最も大事なことは、確実にレーザー光が患部に照射されることと、患者の眼にレーザー光が入らないようにすることである。また、レーザーのハンドピースの向きにも注意を払い、医師が誤ってフットスイッチに触れても、人や覆布等に当たらないように注意する。

　炭酸ガスレーザーを使用する場合は、吸引器で、蒸散による煙を吸引する。焼却した部分を除去するために、生理食塩水を含んだ綿棒と水分の拭き取りのガーゼを準備する。

③ 合併症・トラブル時の対応

●熱傷

　冷却装置のない旧型の色素レーザーや炭酸ガスレーザーを使用する場合に、体毛に引火する場合がある。通常、浅達性Ⅱ度熱傷であるため、皮膚の冷却と軟膏処置を行う。

●眼損傷

　誤って眼にレーザーを照射した場合は、ただちに治療を終了し、ステロイド入りの点眼薬を滴下後、眼科専門医がいる病院に搬送する。

●誤照射

　本来照射しない場所に照射を行った場合は、他の照射部位と同様の処置を行う。

索引

数字・欧文

90°（以上の）外転位 ································179, 208
C-wire ···104, 110
K-wire ·· 104
MP 関節 ······································106, 107, 110
NPWT ··· 25
TE ·······································25, 176～183
U 字型起子 ·····························27, 72, 76
Wassel 分類 ·· 104
Z 形成術 ···82, 87

和文

あ

悪性腫瘍 ···49, 54
圧迫固定 ···················24, 36, 60, 68, 188
アドソン鑷子 ························23, 26, 146
アポクリン腺 ····················206, 209, 211

い

石川 subzone 分類 ······························115
移植床 ···································61, 66～68
移植床血管 ·······················161, 163, 166
移植床の準備 ···································· 64
異所性蒙古斑 ·································214
苺状血管腫 ···214

う

うつ熱 ·· 40

え

腋窩 ···206, 208
腋窩筋膜 ···209
腋窩神経ブロック ····························117
腋窩深達熱傷 ···································· 63
腋臭症 ···206

お

太田母斑 ···214

か

外陰部 ···15, 168
外転位 ···176
外鼻異常 ·· 35
下顎（骨） ·······························9, 29, 72
下顎正中固定 ···························82, 85
顎間固定 ···································36, 46
下肢 ·································39, 50, 173
過剰指 ···························106, 109, 112
下腿 ·······························188, 192, 195
カフ ···························42, 130, 133
眼窩隔膜 ·······················198, 201, 202
眼窩（底）骨折 ················13, 27, 72
眼球プロテクター ·························· 74
眼瞼下垂（症） ··············26, 35, 198
眼瞼挙筋腱膜 ·················198～203
眼瞼重瞼線 ·····························202
眼瞼（形成手術基本）セット ······26, 198
顔面骨 ·································9, 27, 35
顔面骨器械 ·································· 46
顔面骨基本セット ····················· 27
顔面骨骨折 ·································· 72
眼輪筋 ···························198～201

き

気管チューブ ··················63, 72, 82～84
気道閉塞 ···············78, 82, 89, 90, 124
仰臥位 ··· 39
頬骨 ···························9, 72, 75, 76
頬骨弓用突錐 ································ 29
胸骨剣状突起 ·························96, 98
頬骨骨折 ···················13, 27, 46, 72
頬骨前頭突起部 ····················75, 76
挙筋鉗子 ·· 26

局所麻酔薬……16
筋肉移植……158, 164
筋皮弁……26
筋膜……64, 98, 192

け
形成外科基本セット……23
頸部過回旋……102
頸部過伸展……82
血管腫……35, 136
血管吻合……115, 120, 162
血行障害……112, 146, 148
血栓性静脈炎……188
ケリー鉗子（小児用）……26, 29
ケロイド……12, 35
顕微鏡下微小血管吻合……157, 162, 165
腱縫合……118, 119

こ
口蓋垂裂……86
口蓋帆挙筋……82, 84, 89
口蓋裂（セット）……28, 82
口腔前庭……72, 75
口唇裂……13
硬軟口蓋裂……82
広背筋（皮弁）……156, 176, 185
骨移植……17, 72

さ
座位……39
サイザー……178, 183, 184
再建材料……72, 77, 101
載石位……39
砕石位……43, 50, 168

し
シート状植皮……61, 69
耳介形成……93, 101
自家組織……185

色素性母斑……136
色素レーザー……214, 219
止血……15
持針器……23, 26, 31, 163, 203
耳垂……92, 97
指尖部……111
脂腺母斑……136
尺骨……10
尺骨神経……39
重瞼線……203
術後血腫……185, 189
腫瘍……138
腫瘍切除術……138, 171
上顎（頬）骨……9, 29, 72, 76
上眼瞼挙筋……198
上肢……39, 50, 96, 208
小耳症……92
上肢伝達麻酔……117
静脈瘤……188
上腕神経……39, 209, 211
褥瘡……35, 50
植皮片……60, 168
植皮片の厚さによる分類……61
植皮片の形状による分類……61
シリコンガーゼ……123
シリコン製（の）血管テープ……147, 150
シリコンバッグ……18
シリコンブレストインプラント……176, 184
脂漏性角化症……214
唇顎口蓋裂……82
神経障害……39, 43, 50, 104, 195
神経縫合……114, 120, 164
真皮縫合……77, 152, 194, 210
深部静脈血栓症……39

す
スキンフック……23, 147
スポンジ……20, 25, 201

せ

切開線のマーキング	139
舌根沈下	114, 117
切断指再接着術	114
舌浮腫	82, 88
前外側大腿皮弁	156, 159
前鋸筋	176
前鋸筋膜脂肪弁	180, 182
全層植皮（術）	61, 168, 171
浅達性Ⅱ度熱傷	69, 219
穿通枝	180, 188, 192
先天性眼瞼下垂症	198
剪刀	23, 26, 28, 31, 146
前腕皮弁	156

そ

爪床	104, 109
側臥位	13, 39, 43, 50, 156
足趾切断	128
鼠径皮弁	156
組織拡張器	18, 25

た

タイオーバー法	100
タイオーバー（圧迫）固定	24, 60, 68, 172
大腿筋膜（張筋腱）	198, 202
大腿筋膜移植	202, 204
多指症	104
玉井の分類	115
丹下式口蓋裂形成用持針器	198
単純性血管腫	214

ち

超音波ドップラー血流計	22, 32

て

ティッシュ・エキスパンダー	18, 25, 176, 179
手の筋肉	10
手の骨格	10

て

デブリードマン	24, 62〜64, 118, 161
デルマトーム	48, 168
電気メス	146
電動式ダーマトーム	24, 65

と

頭蓋（顔面骨）	9, 35
頭頸部	35, 124, 163
橈骨	10
橈骨神経	39
動静脈	156, 159〜162, 164
ドラム式ダーマトーム	24, 65, 66
トリミング	140
ドレッシング	100, 123, 141, 152, 173, 194, 218

な

軟口蓋裂	82
軟骨移植	17

に

日本手外科学会分類	105
乳房再建（術）	35, 176

ね

熱傷	37, 38, 48, 60
熱傷における病期別分類	38
粘膜移植	88
粘膜下口蓋裂	82, 89

は

バイポーラ止血器	114, 146, 150
バイポーラ鑷子	140, 150, 151, 200, 201
剥離子	23, 26〜30
抜糸	20
抜糸剪刀	198, 203
バラディフック	188, 192
瘢痕拘縮	12, 36, 66, 111
反剪刀	152, 198, 201, 203

ひ

ビーチチェア位 ……………………………… 39
皮下組織 ……………… 8, 61, 98, 142, 183
皮下剝離 …………………………………… 92
微小血管吻合器 …………………………… 32
皮膚切開線 ………………………… 131, 190
皮膚の構造 ………………………………… 8
皮膚縫合 ……… 77, 111, 123, 140, 203, 210
皮弁基本セット …………………………… 26
表皮縫合 …………………………………… 152
表皮母斑 …………………………………… 136
びらん ……………………………………… 63

ふ

腹臥位 ………………………………… 13, 39
複合組織移植 ……………………………… 158
腹直筋皮弁 ………………………… 156, 185
フック ……………………………… 76, 147
フック鑷子 …………………………… 23, 26, 137
ブルドック鉗子 …………………………… 163
プレパレーション ………………… 34, 53
分層（加工） …………… 24, 61~63, 65~67
分層採皮 …………………………… 65, 66, 171
分層植皮（術） …………………… 61, 168, 171

へ

ヘガール持針器 …………………… 23, 26, 198
扁平母斑 …………………………………… 214
ペンロース ………………………………… 162

ほ

縫合固定 ……………………… 110, 202, 203
母斑 …………………………………… 35, 136

ま

マイクロクリップ ………………………… 31
マイクロサージャリー …………… 12, 31, 159
マイクロ（用）持針器 ………… 31, 121, 162
マイクロ鑷子 …………………… 31, 32, 162

マイクロ剝離子 …………………… 147, 150, 159
マイクロ用針 …………………… 117, 121, 122
マッカンドー鑷子 ……… 26, 82, 146, 150, 198

め

メス ………………………………………… 24
メッシャーボード ………………………… 24, 67
メッシュ（化） ……………………… 61~67
メッシュ式ダーマトーム ………… 24, 65~67

も

毛細血管拡張症 …………………………… 214
モスキート鉗子 ………… 23, 131, 140, 159, 203
モノポーラ …………………………… 15, 159

ゆ

有茎皮弁 …………………………… 26, 149
遊離植皮 …………………………………… 140
遊離皮弁 …………………… 26, 31, 158, 161

よ

翼状針 ……………………………………… 181

り

離被架 ……………………………… 15, 131
良性腫瘍 …………………………… 53, 138, 214
リンパ管静脈吻合 ………………………… 32

れ

レーザー治療 ……………………… 12, 214

ろ

漏斗胸 ……………………………………… 35
ロー鉗子 …………………………………… 29

わ

腕神経叢（ブロック） ………………… 39, 117

読者の皆さまへ このたびは本増刊をご購読いただき、誠にありがとうございました。編集部では今後も皆さまのお役に立てる増刊の刊行をめざしてまいります。つきましては、本書に関するご感想・ご提案などがございましたら、当編集部までお寄せください。

OPE NURSING オペナーシング　2017年臨時増刊　*The Japanese Journal of Operating Room Nursing*

解剖から主要手術の看護のポイントまで！

形成外科の手術看護パーフェクトマニュアル

編　集　楠本健司

発行人　長谷川 素美

編集担当　山田美登里　荒木泰人　瀧本真弓　井奥享子

編集協力　株式会社エディット

装　幀　和田明子

本文イラスト　スタジオ・エイト　八代映子

発行所　株式会社メディカ出版

　　　　〒532-8588 大阪市淀川区宮原3-4-30

　　　　ニッセイ新大阪ビル16F

　　　　編集 TEL 06-6398-5048

　　　　お客様センター TEL 0120-276-591

　　　　広告窓口/総広告代理店株式会社メディカ・アド

　　　　　TEL 03-5776-1853

　E-mail　ope@medica.co.jp

　URL　　http://www.medica.co.jp

印刷製本　株式会社シナノパブリッシングプレス

2017年臨時増刊

2017年10月5日発行

定価（本体4,000円＋税）

ISBN978-4-8404-6198-6

本誌に掲載する著作物の複製権・翻訳権・翻案権・上映権・譲渡権・公衆送信権（送信可能化権を含む）は株式会社メディカ出版が保有します。

JCOPY ＜（社）出版者著作権管理機構 委託出版物＞

本書の無断複写は著作権法上での例外を除き禁じられています。複写される場合は、そのつど事前に、（社）出版者著作権管理機構（電話 03-3513-6969、FAX 03-3513-6979、e-mail：info@jcopy.or.jp）の許諾を得てください。

乱丁・落丁がありましたら、お取り替えいたします。

本書の無断転載を禁ず。Printed and bound in Japan